Birgit S. Graf

# Bachblüten-Arbeit

Die Autorin **Birgit S. Graf** ist Heilprak-
tikerin und Dozentin an mehreren Heil-
praktikerschulen. Ihr besonderes
Interesse gilt der Bachblüten-Therapie.
Das Wissen über die Blütenessenzen, die
zu unserem seelischen Gleichgewicht
und zu unserem körperlichen Wohlbefinden beitragen, gibt Birgit Graf auf
Vortragsreisen auch an Kosmetikerinnen
weiter.

Zur Zeit studiert die Autorin Medizin mit
dem Schwerpunkt Psychosomatik. In
ihrer Doktorarbeit beschäftigt sich Birgit
Graf mit der Mimik psychisch kranker
Menschen.

edition **cosmetics**

Birgit S. Graf

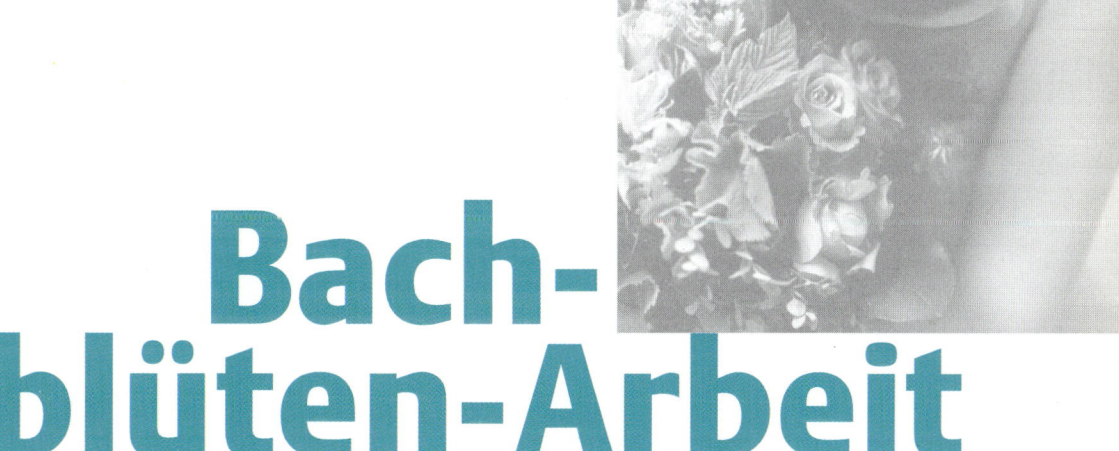

# Bach-blüten-Arbeit

in der Kosmetik

Hippokrates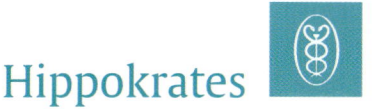

*Die Deutsche Bibliothek – CIP-Einheitsaufnahme:*

**Graf, Birgit S.:**
Bachblüten-Arbeit in der Kosmetik / B. S. Graf. –
Stuttgart : Hippokrates, 1999
    (Edition Cosmetics)
    ISBN 3-7773-1357-2

Anschrift der Verfasserin:

Birgit S. Graf
Haydnstr. 10
80336 München

Redaktion:
Dr. med. Andrea Wülker

**Wichtiger Hinweis:**
Wie jede Wissenschaft ist die Medizin ständigen Entwicklungen unterworfen. Forschung und klinische Erfahrung erweitern unsere Erkenntnisse, insbesondere was die Therapie anbelangt. Soweit in diesem Werk eine Applikation erwähnt wird, darf der Leser zwar darauf vertrauen, daß Autoren, Herausgeber und Verlag große Sorgfalt darauf verwandt haben, daß diese Angabe dem Wissensstand bei Fertigstellung des Werkes entspricht.
Für Angaben über Applikationsformen kann vom Verlag jedoch keine Gewähr übernommen werden. Jeder Benutzer ist angehalten, durch sorgfältige Prüfung und gegebenenfalls nach Konsultation eines Spezialisten festzustellen, ob die dort gegebene Empfehlung oder die Beachtung von Kontraindikationen gegenüber der Angabe in diesem Buch abweicht. Jede Applikation erfolgt auf eigene Gefahr des Benutzers. Autoren und Verlag appellieren an jeden Benutzer, ihm etwa auffallende Ungenauigkeiten dem Verlag mitzuteilen.
Geschützte Warennamen (Warenzeichen) werden nicht besonders kenntlich gemacht. Aus dem Fehlen eines solchen Hinweises kann also nicht geschlossen werden, daß es sich um einen freien Warennamen handele.

**ISBN 3-7773-1357-2**

© Hippokrates Verlag GmbH, Stuttgart 1999

Printed in Germany 1999
Titelbild: Premium, Düsseldorf
Satz und Reproduktion: Fotosatz Sauter GmbH, Donzdorf
Druck: Druckhaus Götz, Ludwigsburg

# Sie lesen . . .

# Inhalt

## Grundlagen

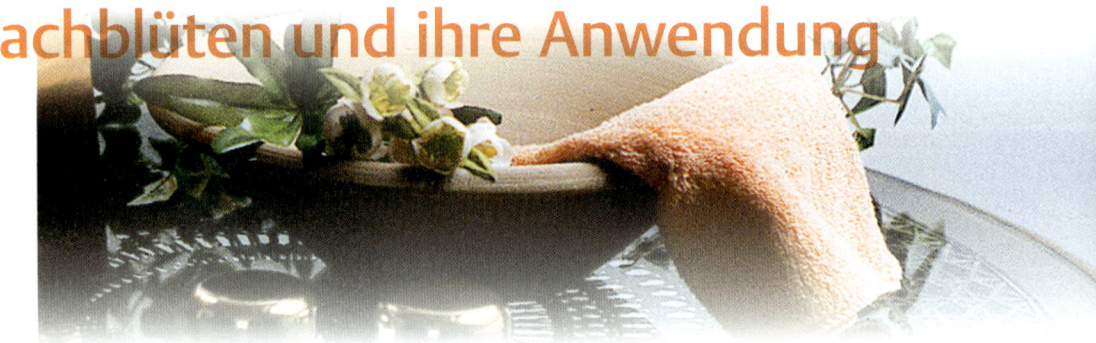

## Bachblüten und ihre Anwendung

# Mimik-Analyse

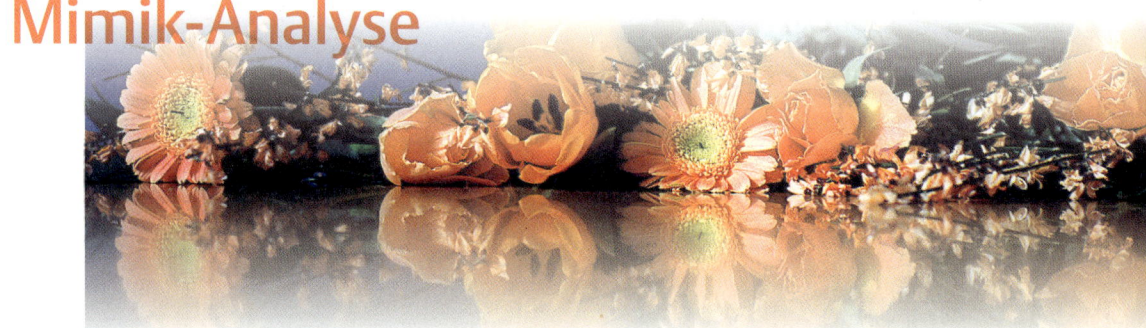

# Liebe Leserin, lieber Leser,

bevor Sie dieses Buch in Händen hielten, ist Ihnen unter Umständen aufgefallen, dass schon viel über die Bachblüten-Therapie nach Dr. Edward Bach publiziert wurde. Dies zeigt auf welch breites Interesse diese Heilmethode stößt. Vielleicht haben Sie sich gefragt, warum dieses Thema nun noch einmal, diesmal speziell für Kosmetikerinnen aufgegriffen wurde. Der Grund ist das überwältigende Interesse an der Bachblüten-Therapie, das ich bei Vortragsreisen, besonders jedoch bei Kosmetikmessen erfahren habe. Dies verwundert nicht, wenn man weiß, wie verwoben körperliche und seelische Gesundheit sind, die wiederum die Voraussetzung für Schönheit und Ausstrahlung darstellen. Hier nun treffen sich Kosmetikausbildung und Bachblüten-Therapie, denn beide haben sie das gleiche Anliegen: das Herausarbeiten der individuellen vitalen Persönlichkeit. Dieses Buch nun soll Ihnen für Ihren Beruf Anregung sein und in der einen oder anderen Weise Ihr berufliches Spektrum erweitern.

Es ist mir ein Wunsch und ein Vergnügen, Ihnen in hoffentlich verständlicher Form die Faszination und Freude im Umgang mit der Bachblüten-Therapie zu vermitteln, in der Hoffnung, dass Ihr Wissen vielen Ihrer Kundinnen und Kunden zugute kommt.

## Und das sollten Sie von meinem Buch erwarten

Wie Sie wissen, darf Heilkunde nach dem Gesetz nur von Ärzten und **Heilpraktikern** ausgeübt werden. Gleichwohl werden Sie in Ihrem Beruf nicht nur mit ästhetischen Problemen der Schönheit und des guten Aussehens konfrontiert, sondern auch mit deren Bedingtheiten und

Ursachen. Will man die Kundin oder den Kunden in ihrem/seinem ganzen Sein begreifen, erkennt man schnell, dass sein Äußeres sein Inneres widerspiegelt und umgekehrt seine innere Befindlichkeit sich im Auge der Person darstellt. So liegen z. B. Hautproblemen oft seelische Konflikte zugrunde. Auch Haarausfall ist nicht ausschließlich auf hormonelle Ursachen oder Vitaminmangelzustände zurückzuführen, sondern man findet im Gespräch häufig noch tieferliegende emotionale Gründe. Dies zu berücksichtigen und in seiner Komplexität zu erfassen, ist Grundlage der Bachblüten-Therapie und damit Anliegen dieses Buches. Ich möchte Ihnen damit ein Instrumentarium an die Hand geben, das Ihnen helfen wird, Ihre Kundin und Ihren Kunden in ihrer/seiner Ganzheit zu erfassen. Dass Sie dabei zudem über sich selbst viel erfahren, können Sie bei der Lektüre bald erkennen, wenn Sie sich mit folgenden Themen auseinander setzen werden:

- Information über energetische Prozesse.
- Psychologische Aspekte der Bachblüten.
- Der ganzheitliche Aspekt von Körper, Geist und Seele.
- Herstellung eines positiven, konstruktiven Arbeitskontaktes.
- Kenntnis der 38 Blütenporträts.
- Wirkungsweise der Blütenessenzen.
- Ermittlung der passenden Blütenmischung mittels Fragebogen.
- Handhabung in der Praxis.
- Blütenmischungen bei bestimmten körperlichen und seelischen Störungen.
- Unterstützung der Bachblüten durch Entspannungsübungen.

Bitte lesen Sie dieses Buch von Anfang an, denn nur so wird Ihnen das Anliegen von Dr. Edward Bach begreiflich.

# Fragezeichen

Du sprichst mich an
hat dein Wort mich erkannt?
Ich bin ein Fragezeichen
kein Punkt

*Rose Ausländer*

Ich möchte allen meinen Patienten und
Schülern danken, deren eigener, oft schwieriger
Lernprozess und ihre Suche nach Wahrheit
Anstoß und Anlass zu den hier entwickelten
Ideen war und bleibt. Vor allem aber danke ich
meinem Mann, Claus Graf, ohne dessen Geduld,
Kreativität und fachliche Kompetenz dieses
Buch nicht in dieser Form entstanden wäre.

*Birgit Graf*

*Körperliche und seelische Gesundheit sind miteinander verwoben und bilden die Grundlage für Schönheit und positive Ausstrahlung. Bachblüten helfen uns, Menschen, die sich uns anvertrauen, in ihrer Gesundheit zu erfassen.*

# Grundlagen

# Grenzen der Bachblüten-Therapie

Wie auf S. 30 und 81 noch beschrieben wird, können die in der Bachblüten-Therapie aufgezeigten seelischen Dysbalancen und körperlichen Reaktionsmuster in pathologische Prozesse entgleisen, wenn sie nicht rechtzeitig behandelt werden. Seelisch drückt sich dies in Depressionen, Ängsten oder Zwangsneurosen aus. Körperliche Reaktionen zeigen sich in Form von diffusen Schmerzen, Herz-Kreislauf-Beschwerden, Asthma oder Gelenkproblemen. Hier reichen Bachblüten allein nicht aus. Man kann sie aber zusätzlich zu anderen Behandlungsmaßnahmen geben.

Darauf hingewiesen werden muss auch, dass sich gerade bei neurotischen Menschen seelische Zustände mitunter verstärken und eine »Überschwemmungsgefahr« durch bisher verdrängte Gefühle stattfinden kann. Dies kann zu **Kontrollverlust** und Ich-Schwäche führen. Es ist daher unbedingt angebracht, solche Kundinnen und Kunden in die Obhut von Fachärzten und Psychotherapeuten zu geben.

*Es soll daher in aller Deutlichkeit noch einmal darauf hingewiesen werden, dass die Ausübung der Heilkunde nach dem Gesetz nur Ärzten und Heilpraktikern erlaubt ist und Laien lediglich im Bereich der Gesundheitsvorsorge tätig werden dürfen.*

# Was ist Schönheit?

Wenn wir uns dem Begriff Schönheit nähern wollen, müssen wir feststellen, dass dieser sehr dem Wandel der Zeit unterliegt. Was gestern noch absolut »in« war, ist heute schon »out« und vergessen. So wird in unserer Zeit das von Mode und Werbung propagierte Idealbild des menschlichen Körpers – attraktiv, sportlich, schlank – immer mehr zum Maßstab. Millionen von Menschen versuchen, sich diesem Ideal anzunähern, und nehmen aufwendige Fitnessprogramme, Diätkuren, ja sogar chirurgische Eingriffe in Kauf, um ihren Körper zu stylen.

Doch selbst die Schönsten der Schönen dürfen sich nicht schön finden. Claudia Schiffer, »die schönste Frau der Welt«, macht darauf aufmerksam, dass ihr Po zu dick ist. Und Cindy Crawford, »First Lady der Schönheit«, kokettiert: »Wenn ich aufwache, sehe ich nicht aus wie Cindy Crawford.« Die Soziologen und Kulturwissenschaftler Franz Dröge und Michael Müller betrachten dieses Phänomen so: Die Ästhetisierung des Alltagslebens verrate, so analysieren sie, dass sich die moderne Gesellschaft nur noch in der **Maske der Perfektion** erträgt. Unter diesem Druck entsteht das erste Gebot unserer Berufs- und Lebenswelt: »Du sollst schön sein!« und der Drang dem nachzukommen. Wenn also Selbstwertgefühl, Erfolg und Partnerglück nur oder hauptsächlich auf Schönheit beruhen, liegt es nahe, dass die Wirklichkeit nur noch zum Spielzeug einer diskriminierenden Erlebnisgesellschaft wird. »Ich möchte nicht«, sagt der amerikanische Modemacher Calvin Klein, »dass Frauen mit Konfektionsgröße über 42 meine Kleider tragen.«

Selbst die Verneinung der Schönheit – ein Beispiel: die feministische Rebellion gegen ihre Diktatur – verrät noch die Sehnsucht nach ihr. Und auch die Betroffenheitsrituale von Talkshows und Frauenmagazinen, in denen Mollige oder von der Natur scheinbar Benachteiligte über ihre Leidenserfahrungen berichten oder sich »zu ihrem Körper bekennen« dürfen, sind Hochämter der Heuchelei. Aus dem idealistischen Trost schließlich, wahre Schönheit komme von innen, spricht oft die müde Stimme der Resignation.

*Seien wir doch ehrlich: Schönheit bedeutet Ausnahme. Sie schafft Ungleichheit. Lässt sich nicht umverteilen. Verschafft Vorteile, die andere sich erst verdienen müssen.*

Die Schönen werden, wie eine Studie von Karen Dion, Ellen Bescheid und Elaine Hatfield zeigt, als die Tüchtigen, die Guten, die Sinnlichen, die Leidenschaftlichen angesehen – die Soziologen nennen das den »Nimbus-Effekt«. Schönheit und Attraktivität haben den Rang **sozialer Leitwährungen** erreicht. Eltern können ein Lied davon singen, wenn ihre Kinder unbedingt die unförmigen baggy clothes brauchen, – doch vielleicht ist dies, während sie es lesen, auch schon wieder passé.

Doch lässt sich die Bevorzugung der Schönen auch biologisch begründen. So schreibt der Ethnologe Randy Thornhill, die Schönheit sei Maßarbeit der Natur zum Zwecke der Verführung. »Gegen Gott und die Gene«, urteilt der Philosoph Peter Sloterdijk lapidar, »ist kein Einspruch möglich.« Oder doch? Ist die Körperfülle – man denke an Rubens, Botticelli oder die Frauengestalten des späten Renoir, an Afrikas dicke Steiße und Arabiens fleischige Schönheiten – nicht immer eine veränderliche Größe? War nicht Dicksein auch mal Fashion? Beleibtheit ist meist nur im Zeichen des Hungers ein (Sex) Symbol, und Fülle gilt nur in der Wohlstandsgesellschaft als Fehler. Mal waren Marilyns Hüften en vogue, mal Twiggis magere Beinchen. Heute sind es, wie Modekritiker lästern, »ausgemergelte Models im Heroin-Look«.

Wie auch immer. Wem von der Natur nicht das Geschenk der körperlichen Unvergleichlichkeit gegeben worden ist, der muss sich, so scheint es, quälen. Nichtbehebbare Komplexe werden mit Skalpell und Saugpumpe therapiert. Jährlich lassen sich 100 000 Deutsche liften, Falten lasern, Busen füllen, Fettbäuche leeren oder Nasen formen.

Die Sängerin Cher und die Schauspielerin Joan Collins sind von Protagonisten zu Prototypen dieser Bewegung geworden, zu Leibeigenen der Schönheit.

Warum also gehorchen wir  so sehr dem »Mythos Schönheit«? Weil, so kritisiert die US-Feministin Naomi Wolf, der Mythos der Schönheit letztlich politischen und wirtschaftlichen Zwecken dient. Die Frau soll ihre Erfüllung in der Kosmetik finden. Zudem sollten gerade die Frauen, die etwas leisten, von der Macht ferngehalten werden, indem man ihnen die Arbeit an der Schönheit auferlege. Der Kult des schönen Körpers sei Mittel **politisch-wirtschaftlicher Steuerung**. Sei früher die Sexualität der Frau kontrolliert worden, so sei es jetzt ihr Aussehen, schreibt Naomi Wolf.

Doch noch einen weiteren Aspekt gilt es zu betrachten: Oft ist die einzige Möglichkeit **junger Menschen**, eine eigene Identität zu finden und sich gegen die Erwachsenenwelt abzugrenzen, die Entwicklung eines eigenen Stils. Dies kann sich in einem Schönheitsideal erschöpfen, kann sich aber auch in einem neuen, die Gesellschaft verändernden Lebensgefühl äußern. Die Love-Parade ist ein weltweites Beispiel dafür ebenso wie die 68er-Bewegung, Punk, Hip-Hop o.ä. Dass dabei eine marktorientierte Wirtschaftswelt sich diese Trends binnen kurzem einverleibt, führt zu einer enormen Beschleunigung und Zersplitterung der Jugendkultur und damit zu einer immer unklareren Möglichkeit, Schönheit zu definieren.

Doch über allen Wandel hinaus gab und gibt es Kriterien für Schönheit, die ein geringeres »Verfallsdatum« haben und die im Verlauf dieses Buches noch Beachtung finden sollen.

# Was ist Gesundheit?

Vielleicht wissen oder ahnen Sie bereits, dass Gesundheit mehr sein muss, als die bloße Abwesenheit von Krankheit.

Dr. Edward Bach hat sich hierzu eindeutig und klar geäußert. Für ihn ist Krankheit weder Grausamkeit noch Strafe, sondern einzig und allein ein Werkzeug, dessen sich unsere Seele bedient, um uns auf unsere eigenen Fehlern hinzuweisen. Sie soll uns, so meinte er, vor größeren Irrtümern bewahren und uns daran hindern, Schaden anzurichten sowie uns in die Lage versetzen, unseren Lebensweg aufrichtig und bewußt finden zu können.

So sind nach seiner Meinung die eigentlichen Grundkrankheiten des Menschen seine Charakterschwächen wie Stolz, Grausamkeit, Hass, Egoismus, Unwissenheit, Unsicherheit und Habgier. Aus dieser Sichtweise heraus ist nachvollziehbar, dass das therapeutische Konzept von Dr. Bach nicht bedeutet, Krankheit zu bekämpfen, sondern sie zu überwinden. So sollen sich den Charakterschwächen gegenübergestellte positive Eigenschaften und Tugenden in so starkem Maße entfalten, dass die Schwäche schließlich zur Stärke wird.

Ganz ähnlich sieht es die **Traditionelle Chinesische Medizin**. Sie geht davon aus, dass alle körperlichen Funktionen in einer bestimmten Weise zusammenspielen. Das daraus entstehende Muster empfinden wir als harmonisch, und demzufolge wird es als Gesundheit bezeichnet. Gerät diese Harmonie durch eine Entgleisung einzelner Funktionen mehr oder weniger aus dem Gleichgewicht, spricht man von Krankheit. Krankheit bedeutet also das Verlassen einer bisher ausbalancierten Ordnung. So ist es z.B. Aufgabe der Akupunktur, im Körper (und in der Seele) auftretende Disharmonien durch Stimulation von Energiebahnen energetisch wieder in Harmonie, also zu körperlicher und seelischer Balance zu bringen.

Wenn wir nun den Bogen zur **Naturheilkunde** allgemein spannen wollen, so wissen wir, dass man auch hier den Körper nicht von der Seele trennt, also bemüht ist, den Menschen ganzheitlich zu betrachten. So sind die körperliche und seelische Befindlichkeit als Ganzes zu verstehen, deren Teile sich jeweils gegenseitig beeinflussen. Dass diese Betrachtungsweise für Ihre Arbeit große Bedeutung haben kann, erkennen Sie sicherlich aus Ihrem beruflichen Alltag, wo das Streben nach Gesundheit mit dem Wunsch nach Schönheit oft einhergeht.

# Wie innen so aussen

Lassen wir einmal einen großen Verehrer von Schönheit zu Wort kommen – Johann Wolfgang von Goethe: »Nichts ist drinnen, nichts ist draußen, denn was innen ist, ist außen.«

Wir fragen uns, stimmt das wirklich? Natürlich können wir nachvollziehen, dass die Art und Qualität unserer Ernährung unser Äußeres prägt. Aber sind auch Denken und inneres Erleben in unserer äußeren Erscheinung sichtbar?

Lassen Sie uns einmal unser **Gesicht** erforschen. Das Gesicht ist unser wichtigstes Kommunikationsorgan. Mit keinem anderen teil des Körpers drückt der Mensch so stark sein Denken und Fühlen aus. Wissenschaftliche Untersuchungen haben gezeigt, dass man bei der Beurteilung des Gesichtes, seiner Proportionen, seines Aufbaus und seiner Mimik Aussagen über die individuelle Veranlagung eines Menschen machen kann. Man gewinnt einen ersten verlässlichen Eindruck von dessen Persönlichkeit. So erlaubt uns ein innerer unbewusster Mechanismus in bestimmten Entscheidungsmomenten zu analysieren, ohne je ein Wort gewechselt zu haben. Wir erkennen also hinter dem offiziell gezeigten Gesicht intuitiv noch mehr von der **Persönlichkeit** des Gegenübers. Das kommt daher, weil sich die Knochenstruktur des Menschen dessen Lebensführung, Lebenseinstellung, Gedanken und Gefühlen anpasst. Daher ist die Entwicklung des Gesichts nie abgeschlossen, sondern es finden im Laufe des Lebens immer noch Veränderungen statt. Genauso verhält es sich natürlich mit unserem gesamten Körper. Ob wir eher eine aufrechte Haltung einnehmen, eine unreine oder gesunde Haut haben, leise spre-

chen usw., all das wurde geprägt durch äußere und innere Einflüsse.

Natürlich kann man in der Beurteilung auch Irrtümern unterliegen, die wir als Erfahrungsmuster noch aus unserem Urmenschentum mit uns herumschleppen: den Haloeffekt und die selektive Auswahl. Macht eine von uns zu analysierende Person einen »sympathischen« Eindruck, so neigen wir dazu, deren störende Eigenschaften eher zu tolerieren. Auch entschuldigen wir bestimmte negative Eigenschaften eines Menschen eher, wenn diese Schwächen sich mit unseren eigenen decken. Doch bei aller Vorsicht kann die Verhaltenspsychologie auch eindeutige Aussagen machen.

*Wenn sich z. B. unechte Gefühle in unserem Gesicht spiegeln, verziehen wir es fast immer asymmetrisch. Dann unterscheidet sich eine Gesichtshälfte von der anderen. Oder echte Gefühle kündigen sich in der Physiognomie vor den Worten an, falsche Gefühle stellen sich erst mit den Worten oder später ein, so dass Reaktionen auf ein Ereignis, die länger als fünf bis sieben Sekunden dauern, auf nichterlebte Gefühle, also Lügen, hindeuten. Ja es ist sogar so, dass echte Gefühle im Gesicht nachklingen wie eine angeschlagene Glocke.*

Eine andere Betrachtungsweise, der Sie vielleicht in der Praxis schon begegnet sind, ist das Heilprinzip der **Homöopathie**. Es besagt, dass richtige, echte Heilung erfolgt, wenn die Symptome im und am Körper »von oben nach unten und von innen nach außen« und »in der umgekehrten Reihenfolge ihres Auftreten« verschwinden. Sollten Sie also bei Ihrer kosmetischen Tätigkeit z.B. mit Hauterkrankungen konfrontiert werden, so zeigt sich hier nach homöopathischem Verständnis das letzte Stadium einer Erkrankung, die ihren Ausgang im Inneren des Menschen hatte und die nun über die Haut zum Abschluss bzw. zur Heilung kommen will. In diesem Fall dürfte eine bloße kosmetische Behandlung nur kaschierende Wirkung zeigen. Das ursächliche Problem jedoch wird danach drängen, sich erneut äußerlich darzustellen.

Wie Sie später sehen werden, leistet die Bachblüten-Therapie, die ja ähnlich dem homöopathischen Prinzip wirkt, Ihnen in solchen Situationen große Hilfe. Nicht umsonst saß Dr. Bach über Jahre stundenlang an Krankenbetten und hörte den Kranken zu, um so die inneren Nöte und Schwierigkeiten seiner Mitmenschen kennen zu lernen. So bestand sein Lebensziel in dem ausgeprägten Wunsch, der leidenden Menschheit durch ein einfaches, jedermann zugängliches Heilverfahren zu helfen. Sein Grundsatz lautete: »Behandle den Menschen und nicht die Krankheit.«

Aus dieser Sicht und aufgrund seiner Beobachtungen wurde ihm klar, wie direkt Krankheit mit unserer Psyche zusammenhängt – und wenn die Psyche nicht gesund ist, der Körper (Soma) ihr nachfolgt. Psycho-somatisch (!) – ein häufig gebrauchtes Wort, dem leider in der Praxis nur wenig Aufmerksamkeit geschenkt wird. Diese Erkenntnis veranlasste Dr. Bach, seine von ihm gefundenen 38 Heilmittel in nachstehende 7 Gruppen einzuteilen:

- Für diejenigen, die Angst haben.
- Für diejenigen, die an Unsicherheit leiden,
- Für diejenigen, die der Gegenwart fliehen wollen.
- Für diejenigen, die einsam sind.
- Für diejenigen, die überempfindlich gegen fremde Einflüsse und Ideen sind.
- Für diejenigen, die mutlos und verzweifelt sind.
- Für diejenigen, die sich allzu sehr um das Wohl anderer sorgen.

Man kann demnach sagen, dass vor allem in der Bachblüten-Therapie **seelische Zustände** Betrachtung und Veränderung finden sollen, damit die gesamte Persönlichkeit im Innen, wie im Außen zur vollen Entfaltung kommen kann.

# Energetische Prozesse

Lassen Sie uns noch einen Schritt weiter gehen. Wenn wir unser Leben so betrachten, fällt schon seit der frühen Kindheit auf, dass die Sicherung des Überlebens Vorrang vor der Entfaltung der Persönlichkeit hat, der Verstand vor der Vernunft, zweckdienliches Funktionieren vor sinnvollem Tun. Der Preis, den wir für die Bewältigung unseres Alltags bereit sind zu zahlen, ist hoch; wir spalten unsere Persönlichkeit auf in ein sogenanntes **Ich-Image**, das sich unserer Umwelt gegenüber als selbstsicher, clever, cool, souverän und was auch sonst gerade angesagt ist, darstellt, und in ein **Selbst**, jenen Teil von uns, den wir nur allein kennen, wo auch Zweifel, Unsicherheit, Selbstkritik usw. uns unter Umständen das Leben schwer machen. Als Idealisten üben wir uns in Selbstlosigkeit; als Materialisten beuten wir unseren Körper und unsere Umwelt selbstsüchtig aus und umgeben uns mit Attributen, die wir eigentlich gar nicht brauchen. In unserer **Spaltung** bleiben wir uns, je nachdem welchen Teil wir gerade leben, eigentlich fremd. Doch unsere Eigenart, das, was wir wirklich sind, lässt sich auf Dauer nicht unterdrücken. Zeitlebens drängt es nach Verwirklichung. Es begehrt auf; durch innere Ratlosigkeit, Spannung, Unlust, Verwirrtheit oder körperliches Unbehagen, bis hin zu schwerer Krankheit.

Der Versuch einer Antwort auf diesen Protest ist die Bachblüten-Therapie von Dr. Bach. Sie versucht, einen neuen Zugang zu finden zur verschütteten oder zur Verdrängung missbrauchten Lebenskraft; öffnet uns für unsere wirklichen Gefühle und unterstützt eine Entwicklung umfassender Wahrnehmung, differenzierten Denkens, direkten Ausdrucks und spontanen Handelns. Sie erlaubt die Begegnung mit unserem inneren Kind und versucht auch jenen Menschen zu helfen, die an der wie eine Seuche um sich greifenden Entfremdung leiden, um ihr Selbstgefühl wiederzufinden und ihre wahre Persönlichkeit zu erkennen.

Die Bachblüten-Therapie ist deshalb auch ein Weg, die Persönlichkeit von ihren energetischen Prozessen her zu verstehen. Denn wie viel Energie man zur Verfügung hat und wie man damit umgehen kann, bestimmt die Art, wie man Lebenssituationen meistert. Daraus folgt, dass die Bachblüten-Therapie von der Grundannahme ausgeht, dass sich im Geist spiegelt, was im Inneren eines Menschen vorgeht, und umgekehrt. So entsteht eine Wechselwirkung zwischen drei Elementen: Körper, Geist und energetischen Prozessen.

Wie wir alle wissen, können **Körper** und **Geist** sich wechselseitig beeinflussen. Doch kann man z.B. eine Schlafstörung durch bloßes rationales Denken oder durch willentliche Einwirkung verändern? Es gelingt selten und erst dann, wenn man sich des erhöhten Energiespiegels im Körper bewusst wird und die Ursache der Erregbarkeit erkennt. Erst dann können Gefühlsblockaden gelöst und die Entspannung eingeleitet werden. Durch die Bachblüten-Therapie geschieht dies auf unbewusster Ebene. Das Unterbewusstsein bekommt die fehlende Information und gibt sie an den Organismus weiter; dieser schaltet z.B. das parasympathische Nervensystem auf Entspannung um, der Schlaf ist gerettet.

Wenn man dies aus dem Blickwinkel der Stress-forschung betrachtet, so verursacht Stress Anspannung im Körper. Diese lässt meist nach, wenn der Stress verschwindet. Andauernde nervliche Belastung führt jedoch zwangsläufig zu chronischer Verspannung. Dieser Zustand verringert unsere Energie, schränkt unsere körperliche und seelische Ausdrucksfähigkeit ein und stört damit unsere emotionale Gesundheit. Wollen wir unsere Lebenslust und **Lebensfreude** wiedererlangen, führt der Weg nur über eine Entlastung der chronischen Verspannung, umso zu voller Lebendigkeit und emotionaler Balance zu gelangen.

# Selbstwert und Ausdruck

Entscheidend für unsere Befindlichkeit sind die Erfahrungen, die wir in unseren ersten Lebensjahren gemacht haben. Erik Erikson, einer der großen Forscher in der Psychotherapie, wies nach, wie die Bedingungen, unter denen ein Säugling die Welt betritt, wesentlich zur Ausbildung seines Urvertrauens beitragen. Die ersten Eindrücke, die Art und Umstände der Geburt, der erste Kontakt mit der Mutter, die Befriedigung des Hungergefühls und umsorgende Geborgenheit geben dem Neugeborenen die Gewissheit, geliebt und erwünscht zu sein. Entwicklungspsychologen sind sogar der Meinung, dass bereits in der vorgeburtlichen Phase, erstes Verständnis von Selbstwert und Sicherheit entsteht. Es ist also für die Entwicklung der individuellen Persönlichkeit mitentscheidend, was die Mutter denkt, fühlt, wie sie sich ernährt, ob sie unter Stress leidet, glücklich oder unglücklich ist und wie sie in ihre soziale Umgebung eingebunden ist. Daraus resultierende eventuelle Erfahrungsdefizite oder negative Erlebnisse in der Schwangerschaft hinterlassen für das Erwachsenenleben Muster der Unsicherheit, mangelndes Selbstwertgefühl, Rastlosigkeit, Versagensängste u. ä. Dr. Edward Bach hat sich besonders dieser **negativen Lebensmuster** angenommen. Wie Sie später ausführlich erfahren werden, betrachtet er die »Löcher« in unserer Persönlichkeit als die Ursache für die meisten Schwierigkeiten in der seelischen Entwicklung des Menschen (s. S. 26). Wie aber soll diese Entwicklung hin zu einer vollen Persönlichkeit aussehen?

Eine anschauliches Modell bietet hierzu die **Strukturanalyse** von Eric Berne. Er geht davon aus, dass jeder Mensch aus drei Ich-Zuständen heraus denkt, fühlt und handelt: dem Eltern-Ich, dem Kind-Ich und dem Erwachsenen-Ich.

Wenn Sie befehlen und tadeln, sind Sie im **strengen Eltern-Ich**. Erklären Sie einer Kundin hingegen etwas in ruhigem, verständnisvollem Ton und fassen Sie dabei an den Schultern, dann befinden Sie sich im **nährenden Eltern-Ich**. Je ruhiger, sachlicher und nüchterner Sie etwas erklären, sei es bei Kunden, einer Helferin oder

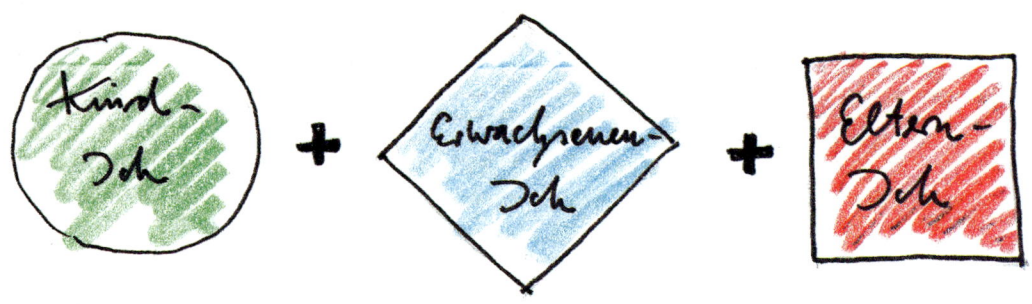

Persönlichkeit

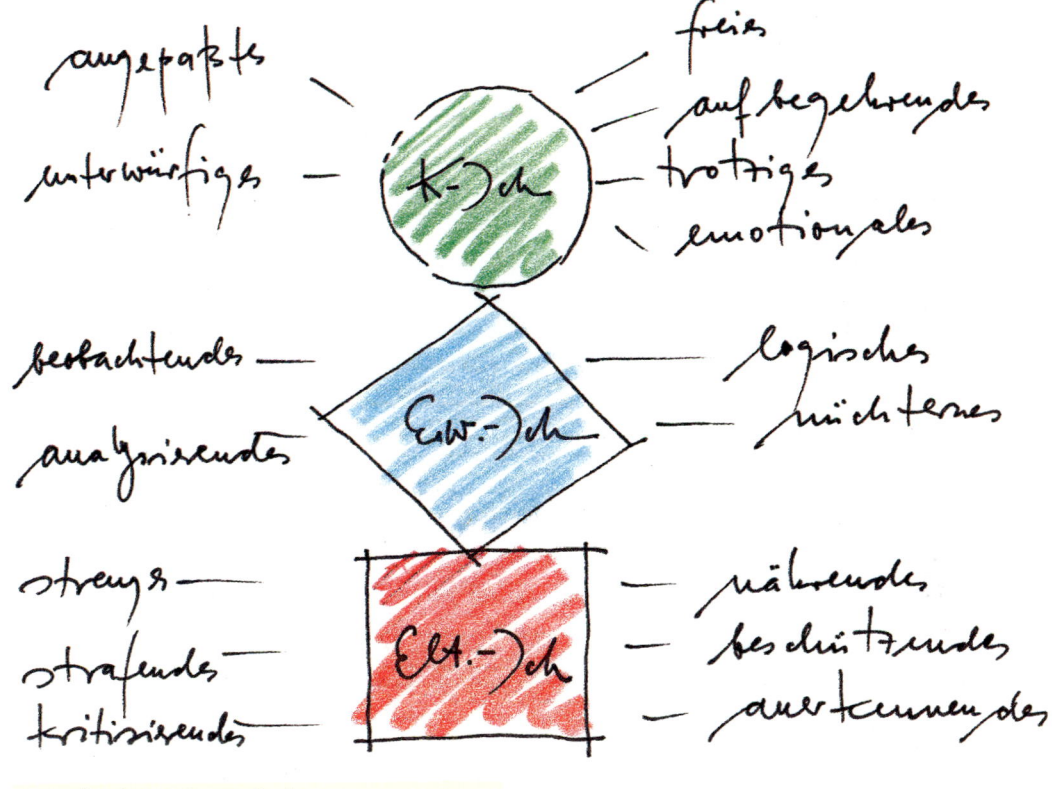

angepaßtes — freies
unterwürfiges — aufbegehrendes
K-Ich — trotziges
— emotionales

beobachtendes — logisches
analysierendes — nüchternes
Ew.-Ich

strenges — nährendes
strafendes — beschützendes
kritisierendes — anerkennendes
Elt.-Ich

**Verschiedene Ich-Zustände**

Ihrem Lebenspartner gegenüber, desto näher kommen Sie Ihrem **Erwachsenen-Ich**, dem »unbestechlichen« Sachverwalter in Ihnen. Wenn Sie jedoch lachen, spielen, tanzen, Freude empfinden und verbreiten, also stark Ihre Gefühle leben, dann sind Sie mehr oder weniger in Ihrem **freien Kind-Ich**. Manche Psychologen teilen das Kind-Ich noch in einen trotzigen Anteil, der sich z.B. in Weinen, Schreien und Türenschlagen äußert. Auch ein angepasster Kind-Ich-Anteil ist noch zu erwähnen, jener Teil, der uns z.B. bei Turniertänzern, Eiskunstläuferinnen und Kunstturnern in den erwachsenen Formen des braven, angepassten Kindes begegnet. Kunden, die zu allem ja sagen, befinden sich in diesem Ich-Zustand, ob bereitwillig oder eigenen Zwängen folgend, sei dahingestellt.

*Der Mensch denkt, fühlt und handelt also aus drei verschiedenen Ich-Zuständen heraus. Unser Verhalten ist demnach ein ständiges Rollenschlüpfen von einem Ich-Zustand zum anderen, indem wir diese Ich-Zustände, wie man in der Psychologie sagt, mit Energie besetzen. Ein erfülltes Leben braucht alle Energiezustände und wechselt häufig, denn mit ihnen steuern wir Leben und Kommunikation.*

Wenn Sie also einen Menschen mit Akne kosmetisch behandeln, werden Sie Ihrerseits tunlichst ein Erwachsenen-Ich mit Energie besetzen, vielleicht aber auch den beruhigenden, umsorgenden Ton eines nährenden Eltern-Ichs in das Behandlungsgespräch einfließen lassen, Ihr freies Kind-Ich mit Lachen und Scherzen zurückhalten und sich auf die Verbreitung eines Gefühls von Hoffnung und Zuversicht beschränken. Das belehrende Eltern-Ich ist selbstredend mit im Spiel, wird jedoch von Fall zu Fall unterschiedlich hoch dosiert. Ihr Ich-Verhalten trifft bei Ihren Kunden auf deren Ich-Zustände und sie werden sich entweder mit ihrem inneren Kind oder als Erwachsene angesprochen fühlen.

Zusammengefaßt beleuchtet die Strukturanalyse:

Eltern-Ich-Verhaltensweisen, die typisch für Eltern sind. Erwachsenen-Ich-Verhaltensweisen, die typisch für Erwachsene sind. Kind-Ich-Verhaltensweisen, die typisch für Kinder sind.

Sie fragen sich nun vielleicht, wie und woran Sie bei Ihren Kunden die im Augenblick aktivierten Ich-Zustände erkennen können.

Hier einige Beobachtungskriterien:

- Haltung, Gestik und Mimik.
- Klang der Stimme.
- Wörter und Sätze.

*Machen Sie bitte einen Versuch: Schimpfen Sie einmal kräftig und lautstark mit einem imaginären Gegenüber. Achten Sie dabei auf die oben genannten Kriterien in Ihrem Ausdruck. Wissen Sie nun, wie ein strenges, kritisches Eltern-Ich sich zeigt?*

Führen Sie den Versuch noch einmal durch, indem Sie sich diesmal vorstellen, besänftigend auf ein Kind einzureden, das sich verletzt hat und von Ihnen getröstet werden soll. Erkennen und spüren Sie das nährende Eltern-Ich?

Spielen Sie nun, wenn Sie wollen, alle Ich-Zustände durch. Sie werden staunen, welch psychologisches Feingefühl Sie sich für Ihre tägliche Arbeit antrainieren können und werden in Zukunft selbst bei schwierigsten Kunden immer den richtigen Ton treffen. Sie erkennen nun, warum problembeladene Menschen sich meist mit ihrem Kind-Ich oder Eltern-Ich zeigen, höchst selten mit dem Erwachsenen-Ich.

Hinter all diesen Verhaltensweisen steht aber in erster Linie der Versuch, **geliebt** und **anerkannt** zu werden, deshalb orientieren wir bewusst und unbewusst Gefühle, Reaktionen und Handlungen nach diesem Wunsch.

*Vereinfachend gesagt, lautet die Formel für Glück, Intimität und Erfolg: »Ich anerkenne und akzeptiere mich und ich anerkenne und akzeptiere dich.«*

# In Kontakt sein:
# Kommunikationsregeln

Sie können also jetzt erkennen, dass sich Ihre und die Persönlichkeiten Ihrer Kunden in bestimmten Ich-Zuständen ausdrücken und Sie auf diesen Ich-Ebenen miteinander kommunizieren. Daraus entwickeln sich nun bestimmte Kommunikationsregeln, die stets einen bestimmten Verlauf nehmen.

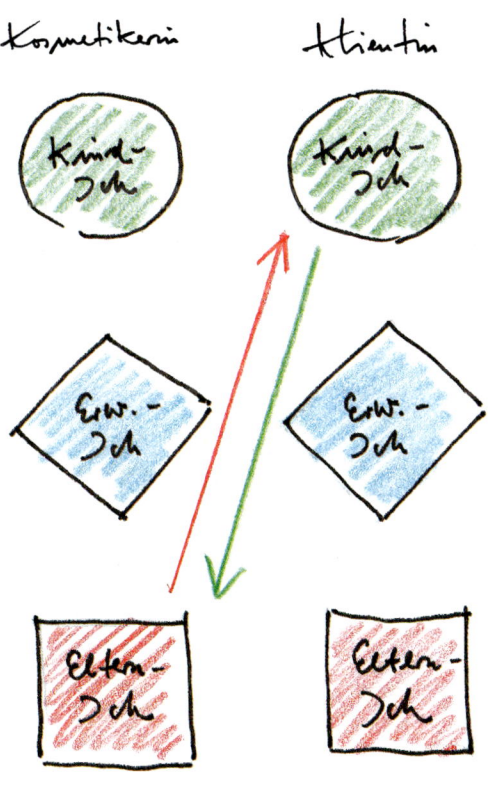

**Parallele Transaktion**

### 1. Kommunikationsregel:
Parallele Transaktionen (gemeint sind Übermittlungen, die durch Gespräch oder Handlungen geschehen) können unendlich fortdauern.

**Beispiel: Kosmetikerin und Kundin**

*Kosmetikerin:* »Warum haben Sie meine Anweisungen wieder nicht eingehalten?«

*Kundin:* »Entschuldigen Sie, es tut mir sehr leid und soll nicht mehr vorkommen.«

*Kosmetikerin:* »Aber das sagen Sie jedes Mal.«

*Kundin:* »Ich hatte zu wenig Zeit, ich bin so schusselig . . .«

*Kosmetikerin:* »Wozu, glauben Sie, habe ich Ihnen das alles so genau erklärt?«

*Kundin:* »Ich verspreche, bis zum nächsten Termin werde ich . . .«

Während des gesamten Gesprächs bleibt die Kosmetikerin also im strengen Eltern-Ich, die Kundin im Kind-Ich.

## 2. Kommunikationsregel:

Gekreuzte Transaktionen führen zu Überraschungseffekten und zum Zusammenbruch der gedachten oder bestehenden Kommunikationsrichtung.

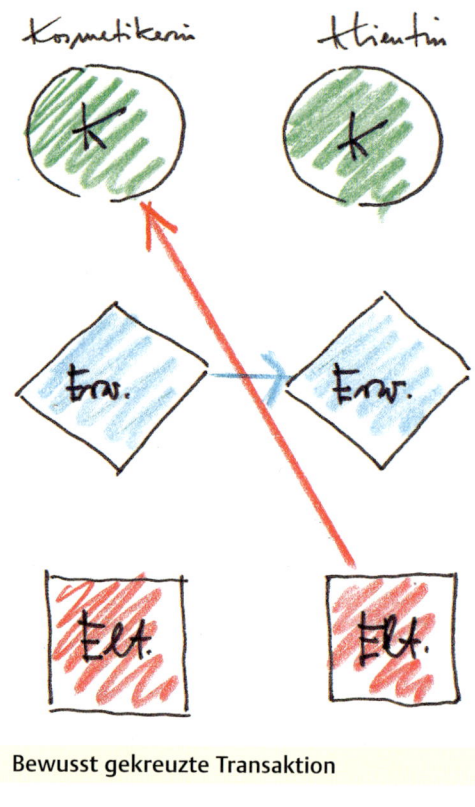

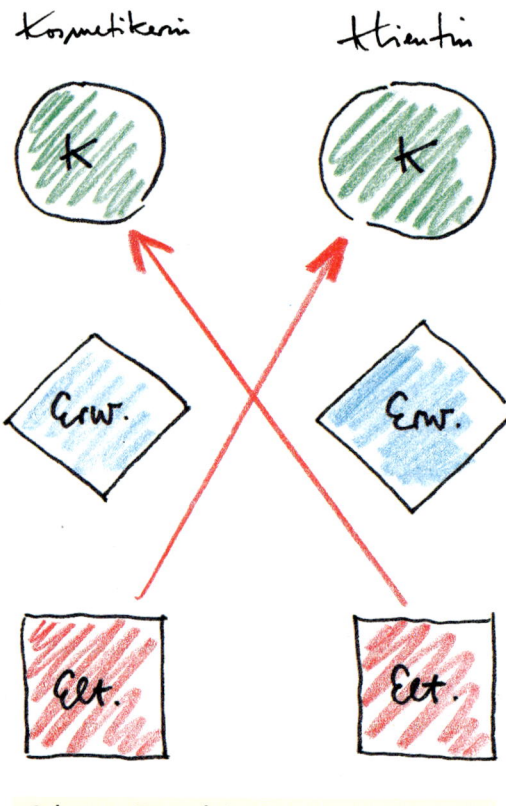

**Gekreuzte Transaktion**

**Bewusst gekreuzte Transaktion**

**Beispiel: Kosmetikerin und Kundin**

*Kundin:* »Irgendwie hat das alles keinen Sinn, die Akne kommt immer wieder.«

*Kosmetikerin:* »Na, um Gotteswillen, was machen wir nun? Ich kann und weiß da auch nicht weiter.«

Gekreuzte Transaktionen können auch bewusst benutzt werden, um einen ungünstigen Gesprächsverlauf in einen produktiveren zu verwandeln.

**Beispiel: Kosmetikerin und Kundin**

*Kundin:* »Irgendwie hat das alles keinen Sinn, die Akne kommt immer wieder.«

*Kosmetikerin:* »Lassen Sie uns noch einmal genau überprüfen, welche Ursachen es für das Wiederaufflammen der Akne noch geben kann.«

### 3. Kommunikationsregel:

Das Gespräch läuft auf zwei Ebenen ab, einer offensichtlichen und einer verdeckten. Der verdeckte Anteil der Transaktion bestimmt den Gesprächsverlauf.

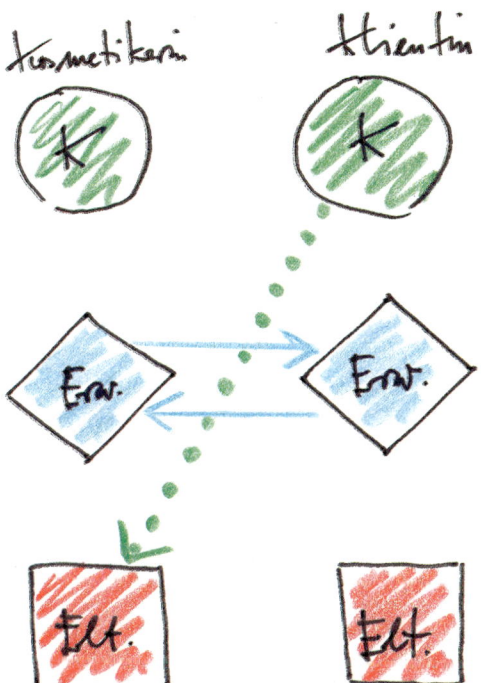

**Verdeckte Transaktion**

**Beispiel: Kosmetikerin und Kundin**

*Kosmetikerin:* »Die Bachblüten-Creme hat gut gewirkt.«

*Kundin:* »Ja, bei Ihnen fühle ich mich so gut aufgehoben«
(Verdeckt: »Versorge mich.«)

*Kosmetikerin:* »Ich glaube, wir sollten jetzt noch zusätzlich ein Bachblüten-Gesichtsbad verwenden.«

*Kundin:* »Ja, ich vertraue Ihnen da ganz.«
(Verdeckt: »Übernehmen Sie für mich die Verantwortung.«)

Darüber hinaus gibt es noch zu beachten, dass jede Kommunikation eine Art Zuwendung bedeutet. Dabei kann Anerkennung und Ablehnung vermittelt werden. Man spricht hier von **positiven** und **negativen Streicheleinheiten**:

- Positiv-bedingungslos: »Ich mag Sie.«
- Bedingt: »Ich mag Sie, wenn . . .«
- Negativ-bedingungslos: »Ich mag Sie nicht.«
- Bedingt: »Ich mag Sie nicht, wenn . . .«

Jeder Mensch hat ein großes Bedürfnis nach Anerkennung, d. h. nach Streicheleinheiten. Um erfolgreich zu sein, sollten Sie dies nutzen.
Wenn Sie Ihr Verhalten im Umgang mit Kunden in der Praxis beobachten und analysieren wollen, sollten Sie sich über folgende Punkte Klarheit verschaffen:

- Welchen Ich-Zuständen (Eltern-, Erwachsenen-, Kind-Ich) entspringt das momentane Verhalten?
- Aus welchen Transaktionen (offen, verdeckt, parallel, gekreuzt) besteht die Kommunikation?
- Welche Formen der Aufmerksamkeit und Zuwendung werden ausgetauscht? Positive, negative, bedingungslose, bedingte Streicheleinheiten?

# Wie Ihre Kunden denken

Menschen neigen dazu, beim Nachdenken ihre Augen in bestimmte Richtungen zu bewegen. Diese Bewegungen sind nicht zufällig, sondern hängen häufig mit der Form unserer Erinnerung zusammen. Unsere Erinnerungen können unterschiedlich gespeichert werden, nämlich als Bilder, Töne, Gefühle, Gerüche oder Geschmack. Bewegen sich beim Nachdenken Ihrer Kundin die Augen in Richtung Stirn, werden **innere Bilder** erinnert.

In der waagerechten Blickrichtung (links und rechts in Höhe der Ohren) hörten sie innere **Töne, Geräusche** und **Stimmen**. Wenn man jedoch im Moment **in seinen Gefühlen** ist,

schaut der Mensch eher nach rechts unten, während links unten der **innere Dialog** geführt wird. Schaut er jedoch »ins Leere«, hat er ebenfalls Zugang zu **inneren Bildern**.

Die Kommunikationswissenschaftler Bandler und Grinder haben in den 80er Jahren festgestellt, dass dies bei den meisten Menschen so abläuft, wobei sie bei Linkshändern spiegelverkehrtes Verhalten feststellten, was mit unseren beiden Hirnhälften zu tun hat, die ja jeweils unterschiedliche Aufgaben meistern müssen.

Dies hat zweierlei Konsequenzen für Ihre Arbeit. Einmal sollten Sie Ihren Kunden, wenn sie durch

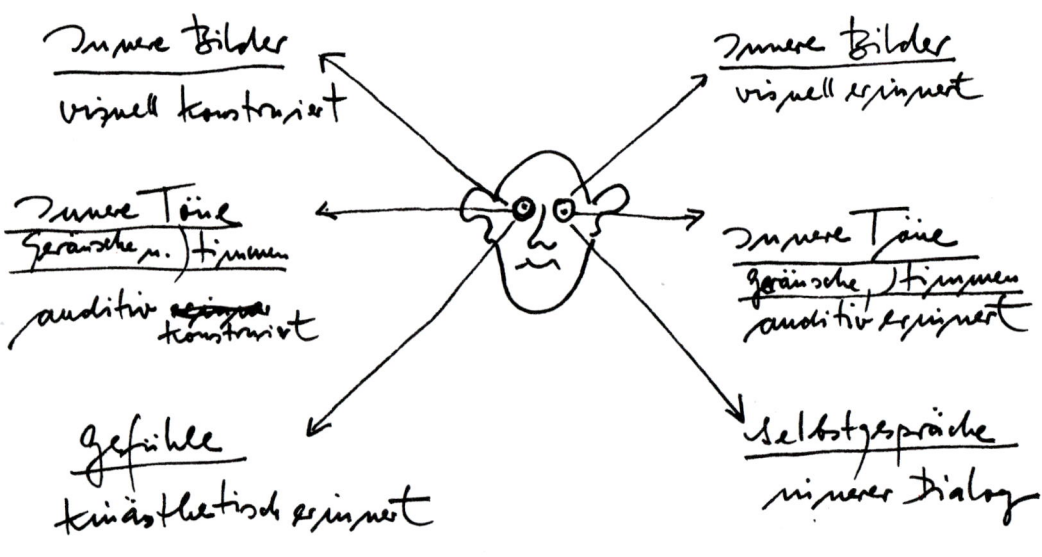

Augenbewegungsmuster

irgendeine Blickrichtung anzeigen, dass sie gerade einen Suchprozess durchlaufen, nicht dazwischenreden. Wenn Sie es aber tun, wählen Sie den **richtigen Sinneskanal**. Es ist unpassend, jemanden, der gerade in seinen inneren Bildern steckt, zu fragen, wie sich »dieses oder jenes anfühlt.« Wenn sich Ihre Kundin z. B. gerade »ein Bild macht«, hat sie ihre äußere gefühlsmäßige Wahrnehmung reduziert und nimmt Ihre Frage nicht auf. Die Augenbewegungsmuster sind ein Indikator dafür, in welchem Sinneskanal Ihr Kunde oder Ihre Kundin sich gerade befindet.

Damit Sie in Ihrem Anliegen verstanden werden, ist es sinnvoll, wenn Sie sich der inneren Selbstwahrnehmung Ihrer Kunden erst einmal anpassen und Sie dann dorthin führen, wo Sie sie haben möchten. Das müssen Sie natürlich üben. Am besten setzen Sie sich einem Ihnen vertrauten Menschen gegenüber und lassen ihn vom letzten Urlaub erzählen. Sie werden verblüfft sein, wie klar Ihr Gegenüber mit Augenbewegungen seine Erlebnisse als erinnerte Bilder, Gefühle, Geräusche usw. für Sie sichtbar wiedergibt. Dies führt manchmal zu Überraschungen bei Menschen, die diese Kommunikationstechnik nicht kennen. »Woher wusstest du, dass ich mich gerade an den bunten Papagei erinnert habe?« (inneres Bild, Augen links oben.) Suchen Sie sich weitere Versuchspersonen und finden Sie heraus, wie diese organisiert sind.

Wenn Sie noch mehr darüber wissen wollen, sollten Sie sich näher mit NLP (Neurolinguistisches Programmieren) befassen. Sie werden dann noch erfahren, dass man auf ähnliche Weise mit Sprache arbeiten kann und auch bestimmte körperliche Veränderungen, z. B. Muskelanspannung, Atemmuster, kleine Körperbewegungen, Veränderung der Durchblutung (vor allem im Gesicht), bestimmte Körperhaltungen u. a. innere Prozesse nach außen spiegeln.

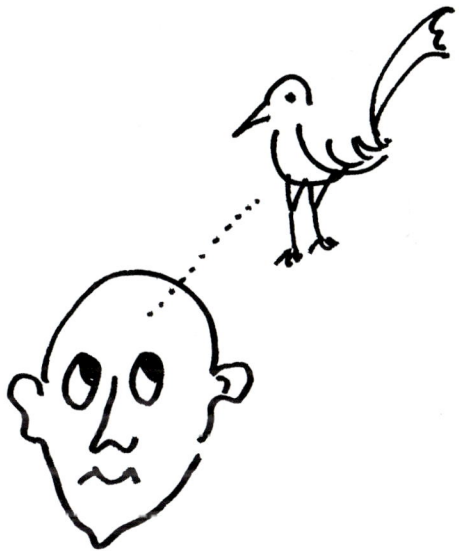

Bei visueller Erinnerung wandern die Augen nach links oben

# Dynamische Balance

Während wir uns bisher mehr mit den psychologischen Aspekten in der Interaktion mit Kunden beschäftigt haben, sollen nun auch die äußeren und inneren Bedingungen, denen eine erfolgreiche Praxisführung unterliegt, Betrachtung finden. Dabei kommt uns das Prinzip der Dynamischen Balance der Psychoanalytikerin Ruth C. Cohn zu Hilfe.

Sie geht davon aus, dass in jedem Arbeitsprozess mit Menschen vier Faktoren bestimmend sind:

- Die Person (Ich),
- die Beziehungsinteraktion (Wir),
- das Thema oder die Aufgabe (Es),
- das Umfeld im engsten und weitesten Sinn (Globe).

Der dahinter stehende Gedanke lautet, dass jede Person (Ich), die Beziehung untereinander (Wir) und die Arbeit an einer Aufgabe (Es) als gleichgewichtig angesehen werden sollen und der gegenseitige Einfluss von Beziehung und Umfeld beachtet werden muss. Symbolisch kann diese Konstellation als gleichseitiges Dreieck in einer vielschichtig-transparenten Kugel ausgedrückt werden: Ich, Wir und Es sind gleich wichtig, ebenso wie unsere nahe und ferne Umgebung, der Globe.

Das heißt, in der Arbeit an und mit den Kunden steigt und fällt die Betonung der einzelnen Faktoren; jedoch die Dynamische Balance als Prinzip und Kompass ist konstant und wird in kürzestmöglicher Zeit immer wieder hergestellt.

Achten Sie darauf, ob zum Beispiel gekränkte Gefühle oder sich versteifende Körper, schlechte Luft oder quälender Lärm die einzelnen und die Interaktion stören und ob etwas dagegen getan werden kann: meistens ist dies möglich, wenn Beachtung erlaubt wird! Oder Sie verlieren das Hauptanliegen der Kunden aus dem Auge; dann muss das Gleichgewicht zum Es (zum Thema) wiederhergestellt werden.

Damit dies gelingt, gibt es Grundregeln:

1. **Seien Sie Ihre eigene Leitperson.**
   Dies heißt: Seien Sie sich Ihrer inneren und äußeren Gegebenheiten bewusst. Nehmen Sie jede Situation als Angebot für Ihre Entscheidungen. Nehmen und geben Sie nur so viel, wie Sie es vor sich selbst und anderen verantworten wollen.

2. **Störungen und starke Betroffenheit haben Vorrang.**
   Dies heißt: Geben Sie sich einen Augenblick lang Zeit, sich auf Ihren Körper und Ihre Gefühle einzulassen – sehen Sie wie, wann, wo, und warum Sie sich nicht auf Ihre Aufgabe oder Tätigkeit einlassen können und wollen. Wenn Sie unfähig sind, sich für Ihre Kunden und deren Anliegen zu interessieren, wenn Sie zu ärgerlich, gelangweilt, in Schmerzen oder zu aufgeregt über etwas sind, das Sie freut, so dass Sie sich nicht konzentrieren können, akzeptieren Sie es zunächst selbst als Störung oder Betroffenheit. Dann entscheiden Sie, ob und wie Sie es Ihren Kunden sagen wollen.

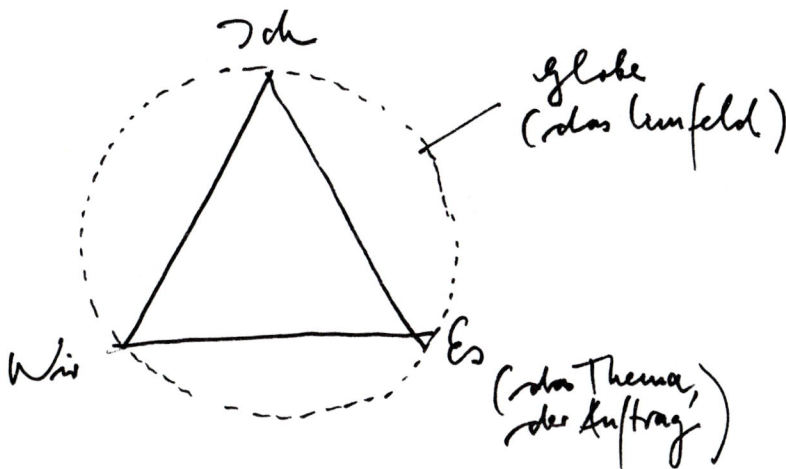

Das Prinzip der Dynamischen Balance

Als letztes wollen wir uns noch den **äußeren Bedingungen** (dem Globe) zuwenden. Aus der Verhaltenspsychologie weiß man, dass der erste Eindruck für die Beurteilung eines Menschen entscheidend ist. Durch näheres Kennenlernen wird dieser Eindruck nur ungern verändert. Ganz ähnlich ist es, wenn Kunden Ihr Institut zum ersten Mal betreten. Welche Atmosphäre drücken die Räumlichkeiten aus? Farbe, Form, Einrichtung sind von ausschlaggebender Bedeutung. Gerade Menschen, die sich für Bachblü-ten-Therapie interessieren, sind von eher sensibler Natur und schätzen es sehr, einen entsprechenden Rahmen für ihre Problembewältigung vorzufinden. Düfte, Blumen, Bilder etc. tragen dazu bei, genauso wie Ihre Kleidung, Ihr Make-up, kurz Ihr ganzes äußeres Erscheinungsbild. Selbst das Klingelschild, die Rechnungsformulare, Visitenkarten, Stempel usw. formen bereits erste Vorstellungen. Oft sind es Kleinigkeiten, die eine überraschend große Wirkung erzielen.

# Einheit des Organismus

Bachblüten-Therapie wurzelt, wie alle ganzheitlichen Therapien, in folgendem Prinzip: Da der Organismus eine Einheit ist, ist auch Gesundheit einheitlich zu begreifen. Das will besagen, dass eine Identität zwischen körperlicher und geistiger, emotionaler und sexueller Gesundheit besteht. Wie in einem Kreis nimmt jeder Aspekt Ihrer Gesundheit Bezug zu einem anderen und reflektiert so die gesamte Gesundheit.

*Wenn Ihr Leben voller Freude, Vergnügen und Lebendigkeit ist, wird Krankheit für Sie kein Thema sein oder nur eine untergeordnete Rolle spielen.*

Ein Bruch an der Einheit des Kreises an irgendeinem Punkt unterbricht die gesamte Ganzheit des Organismus und beeinträchtigt somit Ihre Gesundheit an jeder anderen Stelle des Kreislaufes. So beeinträchtigen z.B. sexuelle Ängste und Probleme den Menschen in seiner körperlichen, geistigen und emotionalen Gesundheit. Die Wirkung trifft jedes Mal das Ganze.

Wie schon auf S. 7 beschrieben, ist Gesundheit mehr als das Fehlen von Gebrechen. Sie zeigt sich in einem ästhetisch schönen und graziösen Körper, ist pulsierend und lebendig und nicht nur frei von Krankheit. Ähnlich positiv soll die emotionale Gesundheit sein. Sie zeigt sich durch die Spannbreite der Gefühle ebenso, wie durch die Fülle im Ausdruck, wobei die Sexualität ein Teil dieser Fähigkeiten ist, wenn sie voll und mit Lust erlebt werden kann.

Eine gute Möglichkeit, diese Lebendigkeit im Körper zu fühlen und die Einheit des Organismus zu begreifen, ist unser Atem, denn er trägt wesentlich zur vitalen Gesundheit bei. Durch

körperliche Gesundheit

sexuelle gesundheit

Gesundheit des Gefühls

Geistige gesundheit

Einheit des Organismus

ihn bekommen wir z. B. den Sauerstoff, der unseren Stoffwechsel lebendig erhält. Eine gesunde Atmung bezieht den ganzen Körper mit ein. Bis zu einem gewissen Grad sind alle Muskeln beteiligt, denn die Atembewegungen laufen wie Wellen durch den Körper. Die Einatmungswelle fängt tief unten im Becken an und fließt nach oben hin zum Mund. Alle großen Hohlräume des Körpers erweitern sich beim Aufsteigen der Welle, um Luft einzusaugen. Die Welle des Ausatems fängt im Mund an und fließt nach unten. Die Ausatmung führt eine Entspannung des ganzen Körpers herbei. In der Bioenergetik (einer Therapierichtung die sich mit ganzheitlicher Körperarbeit beschäftigt), ist man sich dieses Ablaufs bewusst und versucht durch bestimmte Übungen Atemprobleme, die nicht nur körperliche, sondern vor allem seelische Schwierigkeiten ausdrücken, abzubauen. So zeigt z. B. eine überdehnte Brust auf Abwehr von Panikgefühlen hin, die der Angst, nicht genug Luft zu bekommen verwandt ist; oder der Bauch wird zusammen gezogen und gehalten,

um Gefühle von Traurigkeit zu unterdrücken. Wir ziehen den Bauch ein, um Tränen und Schluchzen zu kontrollieren. Ist dies der Fall, verhärtet sich der Körper in dieser Haltung, die Bioenergetiker sprechen dann von Körperpanzerung und versuchen durch manipulative Übungen diese zu lösen. Ein tiefes Weinen ist die Folge und die Tränen sind dann wie Regen, die infolge eines Gewitters die Luft reinigen: Weinen ist eine wesentliche Art, Verspannungen zu lösen.

Wie den Atem, so könnte man genauso gut auch die wechselseitige physiologische und psychologische Beeinflussung von Ernährung, Verdauung, Haut und Befinden durchleuchten. Ich denke jedoch, es ist Ihnen bewusst, dass bei allem, was in Ihrem Organismus vor sich geht, sich körperliche, seelische, geistige und sexuelle Funktionen gegenseitig bedingen und dass das Ganze den Zustand jeder einzelnen Funktion widerspiegelt und umgekehrt.

Um die Tiefe und Qualität des Atems in Ihrem Körper zu spüren, möchte ich Ihnen erneut eine Übung vorschlagen, die Ihnen helfen soll, spontaner zu atmen:

Legen Sie sich rücklings auf den Fußboden und strecken Sie Ihre Beine mit leicht gebeugten Knien in die Luft. Strecken Sie Ihre Fersen nach oben. Ihre Beine sollen anfangen zu vibrieren. Halten Sie diese Vibration durch das Höchstrecken der Fersen. Lassen Sie den Atem fließen. Beobachten Sie, wie er tiefer wird.

- *Fühlte sich Ihre Bauchdecke gespannt an? Konnten Sie sie loslassen? Es geht leichter, wenn Sie Ihre Pobacken am Boden halten.*
- *Spürten Sie wie Ihr Atem sich durch die Vibration belebte? Lassen Sie nach einer Minute Ihre Beine wieder zurück auf den Boden sinken. Wie ist der Atem jetzt?*

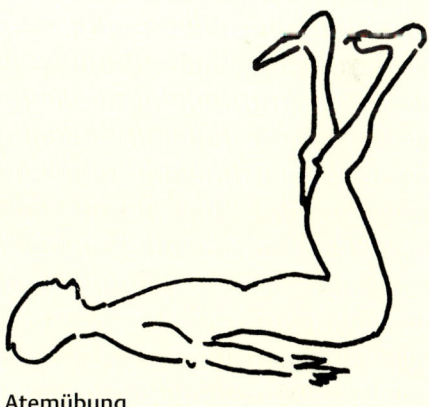

Atemübung

- *Beobachten Sie, wie Sie sich während der Atemübung entspannt haben. Wann immer Sie das Bedürfnis haben, sich zu entspannen und loszulassen, machen Sie diese einfache Übung.*

# Flüchten oder standhalten

Unser autonomes Nervensystem teilt sich in einen sympathischen und einen parasympathischen Teil.

Der **Sympathikus** hängt mehr mit den Erfahrungen und Ausdrucksformen von Spannung zusammen. Beträte z.B. ein Löwe überraschend Ihr Institut, so würden Sie wahrscheinlich mit Erschrecken, Panik, Atemstille, Blässe usw. reagieren. Sie müssten blitzschnell überlegen, ob Sie flüchten oder angreifen wollten. Wahrscheinlich würden sie ersteres vorziehen. Wird aber der Sympathikus übermäßig stimuliert, beispielsweise bei Stress, schließt sich der Körper als Ganzes ab und baut Widerstand auf. Dies ist aber nicht die Art von Widerstand, die der Abwehr von Krankheiten dient; es ist vielmehr der Widerstand gegenüber Veränderung und Anpassung, der die Krankheit erst hervorbringt.

Der **Parasympathikus** gibt uns Entspannung. Beim Entspannen öffnet sich der Körper und lässt Energie zirkulieren, die die Anpassung und Korrekturen ermöglicht und fördert. Im Idealfall wirken beide Teile des autonomen Nervensystems so zusammen, dass sie sich gegenseitig günstig beeinflussen oder sich wirkungsvoll aufeinander beziehen.

Je nach den Bedürfnissen des Organismus wird einmal mehr der Sympathikus, dann wieder der Parasympathikus aktiviert. Auf diese Weise entstehen Extreme, die z.B. durch Ernährungsfehler, emotionalen Stress oder Umweltbelastungen so ausgeglichen werden. Denn im allgemeinen erzeugen einseitige oder extreme Zustände zunächst einen chronisch überlasteten Sympathikus mit allen dazugehörigen Erscheinungen. Wenn der Zustand lange anhält, wird der parasympathische Teil des autonomen Nervensystems das Kommando übernehmen. Dieser wiederum dominiert leicht, solange die Zustände innerhalb der normalen Schwankungsbreite bleiben. In einem gesunden Körper sollte daher insgesamt der Parasympathikus ständig etwas mehr aktiviert sein. Für Sie heißt dies, dass Sie danach trachten sollten, immer wieder in Ihre Entspannung zu kommen.

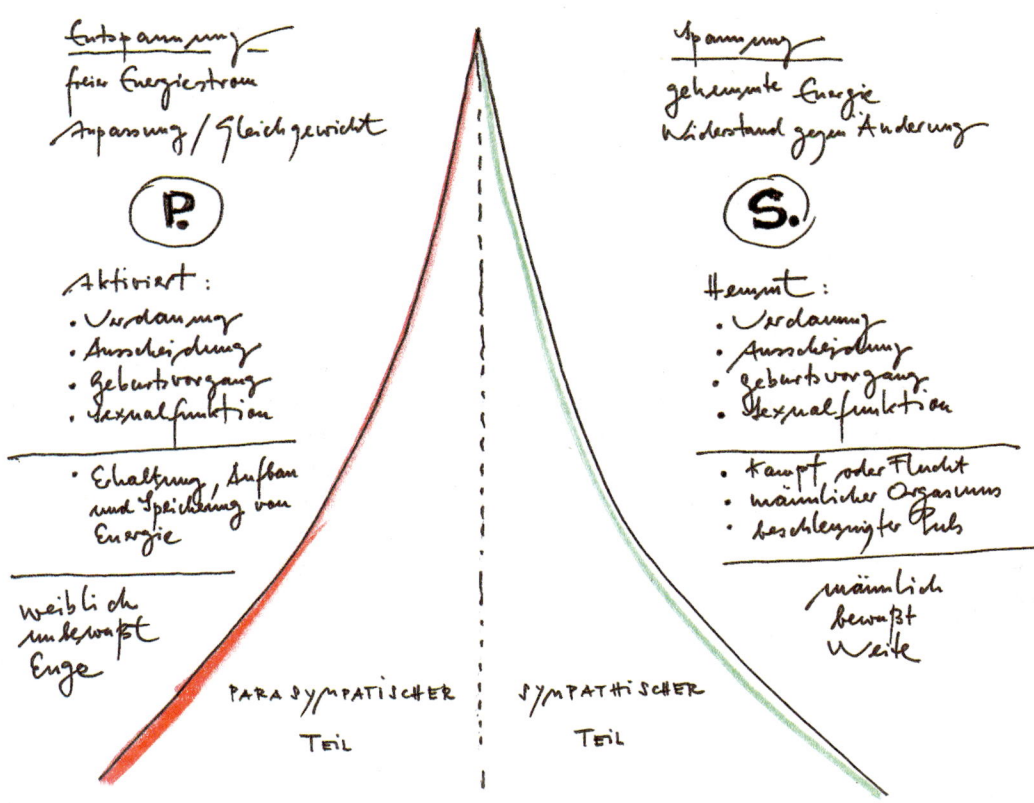

Entspannung
freier Energiestrom
Anpassung / Gleichgewicht

**P.**

Aktiviert:
- Verdauung
- Ausscheidung
- Geburtsvorgang
- Sexualfunktion

- Erhaltung, Aufbau
  und Speicherung von
  Energie

weiblich
unbewußt
Enge

PARA SYMPATISCHER
TEIL

Spannung
gehemmte Energie
Widerstand gegen Änderung

**S.**

Hemmt:
- Verdauung
- Ausscheidung
- Geburtsvorgang
- Sexualfunktion

- Kampf oder Flucht
- männlicher Orgasmus
- beschleunigter Puls

männlich
bewußt
Weite

SYMPATTHISCHER
TEIL

Zusammenspiel des Sympathikus und Parasympathikus

# Die Funktion der Seele

Wir haben bisher ganz selbstverständlich vom Begriff des Seelischen gesprochen. Wenn wir uns bestimmte körperliche und/oder geistige Reaktionsweisen unseres Organismus nicht erklären können, ist es halt »seelisch« bedingt. Doch was ist Seele? Wo ist ihr Sitz im Körper und wie funktioniert sie? Bestimmt haben Sie sich diese Fragen auch schon gestellt, und wie ich auch, keine klare Antwort bekommen. Sie können sich trösten, denn den Trägern der »exakten Wissenschaften« ergeht es ebenso. Man kann Seele weder abbilden noch messen, weder anfassen noch empirisch untersuchen. Sie ist einfach nicht zu fassen.

So entstand die absurde Aufspaltung der heutigen Medizin in Ärzte und Kliniken für Körper ohne Seelen auf der einen Seite und Therapeuten und Neuroskliniken für Seelen ohne Körper auf der anderen. Langsam jedoch entsteht der Versuch, die Funktion der Seele umfassend verstehen zu wollen. Dazu muss man sich der Sichtweise der Philosophie bedienen, die ja seit Jahrhunderten versucht, die Anwesenheit von Seele zu erklären. Den ersten und folgenreichsten philosophischen (metaphysischen) Versuch, die Ganzheit des Menschen aus dem Begriff der Seele heraus zu denken, unternahm Aristoteles. Die Seele ist für ihn belebendes Prinzip, d.h. Ort der Vorstellung, des Begehrens und Fühlens, welches ihrerseits von der Vernunft überformt wird. So entsteht der Trieb zum Willen, zur Wahrnehmung oder die Vorstellung zur Erkenntnis.

Ganz anders sah es zweitausend Jahre später Descartes. Seine dualistische Metaphysik anerkennt neben der materiellen Welt nur die Denkkraft als bestimmte Substanz. Der Leib wurde materiell, die Seele vom Bewusstsein her begriffen, da nach seiner Meinung Seele nicht empirisch untersucht werden konnte und sie daher nur metaphysisch erklärt werden kann.

Dies war die Geburt der modernen Wissenschaften, deren Selbstverständnis auch heute noch gelehrt und gelebt wird. Neuerdings jedoch vollziehen sich Berührungen zwischen der inneren Medizin und der Tiefenpsychologie, die es nahe legen, den Begriff der Seele vorwiegend in der tiefenpsychologischen Bedeutung des Unbewussten, von leiblichen Erscheinungen her zu denken. Dies ist die Denkweise der Psychosomatik.

Dr. Edward Bach hat sich hierzu in der für ihn typischen Weise eindeutig geäußert. Für ihn ist »Seele das wahre Selbst des Menschen, und obschon der Körper das irdische Gefäß dieser Seele ist, stellt er nur eine winzige Widerspiegelung des Göttlichen dar«. Weiter schreibt Bach, dass unsere »Göttlichkeit, die in und um uns ist, unser Leben für uns nach dem Wunsch und Auftrag Gottes (oder einer höheren Ordnung, dem Größeren, der absoluten Wahrheit oder wie man es nennen mag) festlegt, und uns, soweit wir dies zulassen, immer führt, beschützt und ermutigt, uns achtsam und mildtätig zu unserem größten Vorteil leitet«.

Unser höheres Selbst, so Bach, ist unbesiegbar und unsterblich, weil es ein Funke des Allmächtigen ist. Die Seele weiß also nach der Vorstellung Bachs, welche Umgebung und welche Lebensumstände uns am besten dazu befähigen und »so stellt sie (die Seele) uns in jenen Bereich des Lebens, der sich für diesen Zweck am besten eignet«. Bachs Deutung zeigt hier auch seine religiöse Haltung, die den Menschen in ein großes Ganzes einbindet, wobei er Krankheit als ein Herausfallen aus der höheren Ordnung versteht und seelische Heilung demzufolge eine göttliche Korrektur darstellt.

# Wie denkt man in der Naturheilkunde?

Wir machen uns ein Bild von der Welt, indem sich alle unseren Erfahrungen und Prägungen vereinen und das wir an unserer Realität messen. Wenn wir nun analysieren, diskutieren und beurteilen, tun wir dies aus unserem Denkmodell heraus, welches wir aus unserer momentanen Realität entwickelt haben.

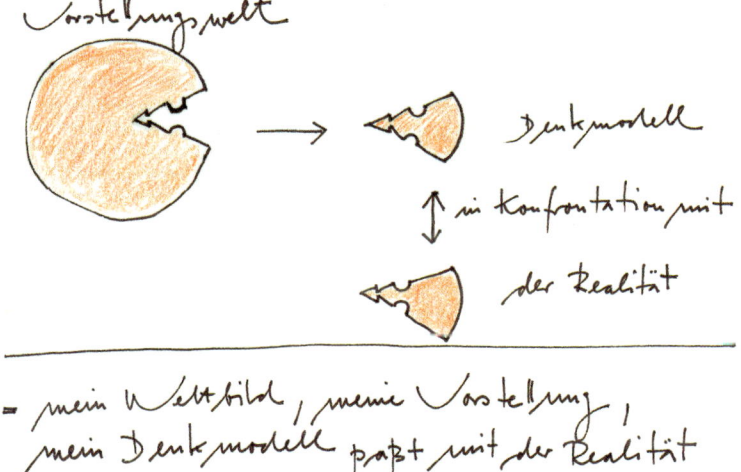

Vorstellungswelt

Denkmodell

↑ in Konfrontation mit

der Realität

= mein Weltbild, meine Vorstellung, mein Denkmodell paßt mit der Realität (oder Tatsachen) überein

**Weltbild (Vorstellung) und Denkmodell stimmen mit der Realität (den Tatsachen) überein**

Würde sich nun aber diese Realität verändern, z.B. durch neue Bedingungen, Erkenntnisse oder Erfahrungen, müsste sich demnach auch unser »veraltetes« Denkmodell unter den neuen Gegebenheiten verändern, denn Denkmodell und Realität passen nun nicht mehr überein.

Genau diese Anpassung unseres Denkmodells an die neue Realität geschieht in unseren Wissenschaften selten. Man nimmt zwar zur Kenntnis, dass die Traditionelle Chinesische Medizin (durch Akupunktur etc.), die Homöopathie oder die Bachblüten-Therapie eindeutige Heilerfolge vorzuweisen haben, aber diese werden nicht anerkannt, weil sie in das bestehende Denkmodell nicht passen. Es dürfte sie eigentlich nicht geben. Trotzdem sind sie Realität; man kann die Erfolge nicht leugnen.

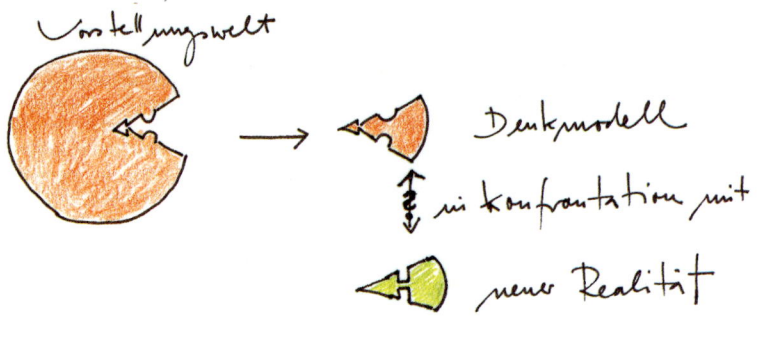

*Vorstellungswelt* → *Denkmodell* — in konfrontation mit — *neue Realität*

- mein Weltbild, meine Vorstellung, mein Denkmodell paßt mit der Realität <u>nicht</u> überein.

**Weltbild (Vorstellung) und Denkmodell stimmen mit der Realität nicht überein**

So stellt sich nun zwangsläufig die Frage: kann es sein, dass die Schulmedizin mit einem verdrehten, sprich unpassenden Denkmodell an Tatsachen herangeht und diese deshalb nicht erklären kann, obwohl Heilung nachweislich existiert? Sollte nun nicht umgekehrt die Schulmedizin die bestehenden Erfolge der Naturheilkunde zur Grundlage eines neuen, anderen Denkmodells machen, um, wenn es schon sein muss, wissenschaftliche Beweisbarkeit zu erlangen?

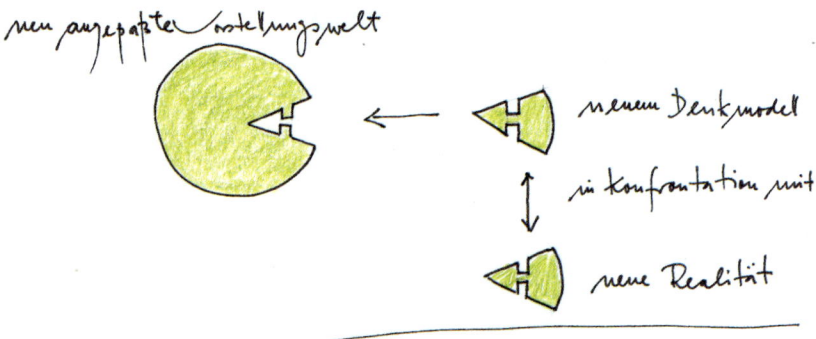

*neu angepaßte Vorstellungswelt* ← *neuen Denkmodel* — in konfrontation mit — *neue Realität*

- Mein Denkmodell stimmt mit den neuen Tatsachen überein und meine Vorstellungswelt ist stimmig mit der Realität.

**Das Denkmodell stimmt mit den neuen Tatsachen überein, und die Vorstellungswelt ist stimmig mit der Realität**

# Was sind die Grundsubstanzen der Bachblüten-Therapie?

Obwohl die Bachblüten-Therapie von ihrer Grundidee her der Homöopathie ähnlich ist – beide arbeiten mit **Schwingungsfrequenzen** auf der unbewussten Ebene – gibt es doch wesentliche Unterschiede. So ging Edward Bach davon aus, dass Menschen mit bestimmten seelischen Persönlichkeitsmerkmalen signifikante Krankheitserscheinungen entwickeln. Bei der Suche nach adäquaten Heilmitteln für diese Persönlichkeitsstörungen bediente er sich der Erfahrungen aus der Pflanzenheilkunde sowie seiner intuitiven Fähigkeiten. Er entdeckte im walisischen Hochland wilde Blumen und Blüten, deren Heilkräfte er mittels eines natürlichen Verfahrens, der sogenannten Sonnenmethode, konservierte Pflanzen, die im Frühsommer blühten, wurden in frisches Quellwasser gelegt und so lange der Tagessonne ausgesetzt, bis die Essenz der Pflanze auf das Quellwasser übergegangen war. Danach wurde diese Grundsubstanz mittels Alkohol unbegrenzt haltbar gemacht und bildete die Grundlage zur Herstellung der sogenannten **Stockbottle** (Vorratsflasche), wie sie heute noch erhältlich ist. Diese ist die Grundsubstanz für alle späteren Bachblüten-Mischungen, die in aller Ausführlichkeit noch beschrieben werden sollen (s. S. 83).

Ein weiteres Konservierungsverfahren verwandte Edward Bach für die Blüten der Bäume, Büsche und Sträucher, die vor der frühsommerlichen Jahreszeit zur Blüte kamen: die Kochmethode. Hier wurden die Pflanzen ausgekocht, mehrmals filtriert und mit Alkohol haltbar gemacht.

Beide Verfahren zur Erhaltung der Pflanzenheilkräfte kennt man auch aus der indianischen und tibetischen Medizin. Deren Grundgedanke ist ebenfalls, das Wesen der Pflanzen nicht zu beschädigen und sie in ihrer vollen Entwicklung zu nutzen.

# Wie wirkt die Bachblüten-Therapie?

Unsere Persönlichkeit ist sehr komplex aufgebaut. Vereinfacht ausgedrückt, verfügt sie über einen bewussten Teil, der sogenannten **Verstandesebene** und einem unbewussten oder unterbewussten Anteil, den wir mit **seelischer**

**Ebene** bezeichnen wollen. In diesen beiden Teilen unserer Persönlichkeit werden nun alle bewussten und unbewussten Erfahrungen, die wir im Kontakt mit unserer Umwelt machen, gesammelt; von der Geburt bis zum Tod.

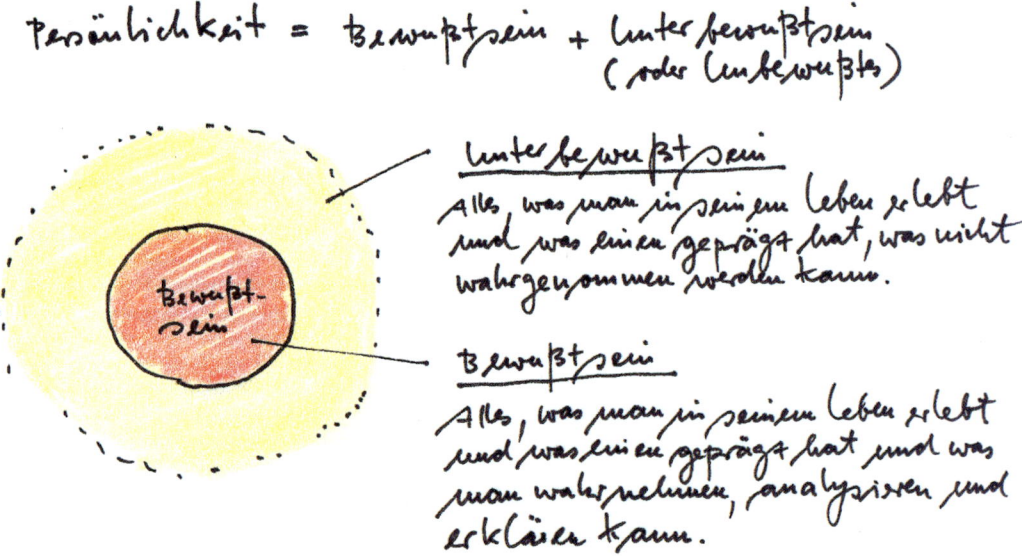

Persönlichkeit = Bewußtsein + Unter bewußtsein
( oder Unbewußtes)

Unter bewußt sein
Alles, was man in seinem Leben erlebt und was einen geprägt hat, was nicht wahrgenommen werden kann.

Bewußtsein
Alles, was man in seinem Leben erlebt und was einen geprägt hat und was man wahrnehmen, analysieren und erklären kann.

Bewußt-sein

**Persönlichkeitsanteile**

Es geschieht nun im Laufe unseres Lebens, dass wir mit Erlebnissen konfrontiert werden, die unser Bewusstsein so beeinträchtigen oder erschüttern, dass sie vom Bewusstsein abgespalten werden und als unbewusster Anteil in der Erinnerung erhalten bleiben. Man spricht auch vom Persönlichkeitsschatten, der uns stets begleitet, auch wenn wir ihn körperlich nicht wahrnehmen. Da der ferngehaltene oder ver-

drängte Anteil aber Teil der Persönlichkeit ist und eigentlich integriert werden müsste, weil er der Persönlichkeit zu ihrer vollen Entfaltung fehlt, entstehen aus dem Konflikt zwischen Bewusstsein und dem fehlenden Anteil Spannungen, die ein Symptom hervorbringen. Dieses kann sich seelisch oder körperlich ausdrücken. Man wird z.B. depressiv oder leidet unter unerklärlichen Hautreaktionen z.B. Allergien usw.

Hört man den Betroffenen bei ihren Symptombeschreibungen genau zu, so entsteht ein genaues Bild des Konfliktes, das im Hintergrund wirkt.

Die Bachblüten-Therapie sucht nun in ihren Krankheitsbeschreibungen (Repetitorium) nach Erkenntnissen, die sich mit dem bildhaft geschilderten Symptom decken. Es wird also zum beschriebenen Krankheitsbild ein genau passendes medizinisches Bild gesucht, damit das Unterbewusstsein den Konflikt erkennen kann.

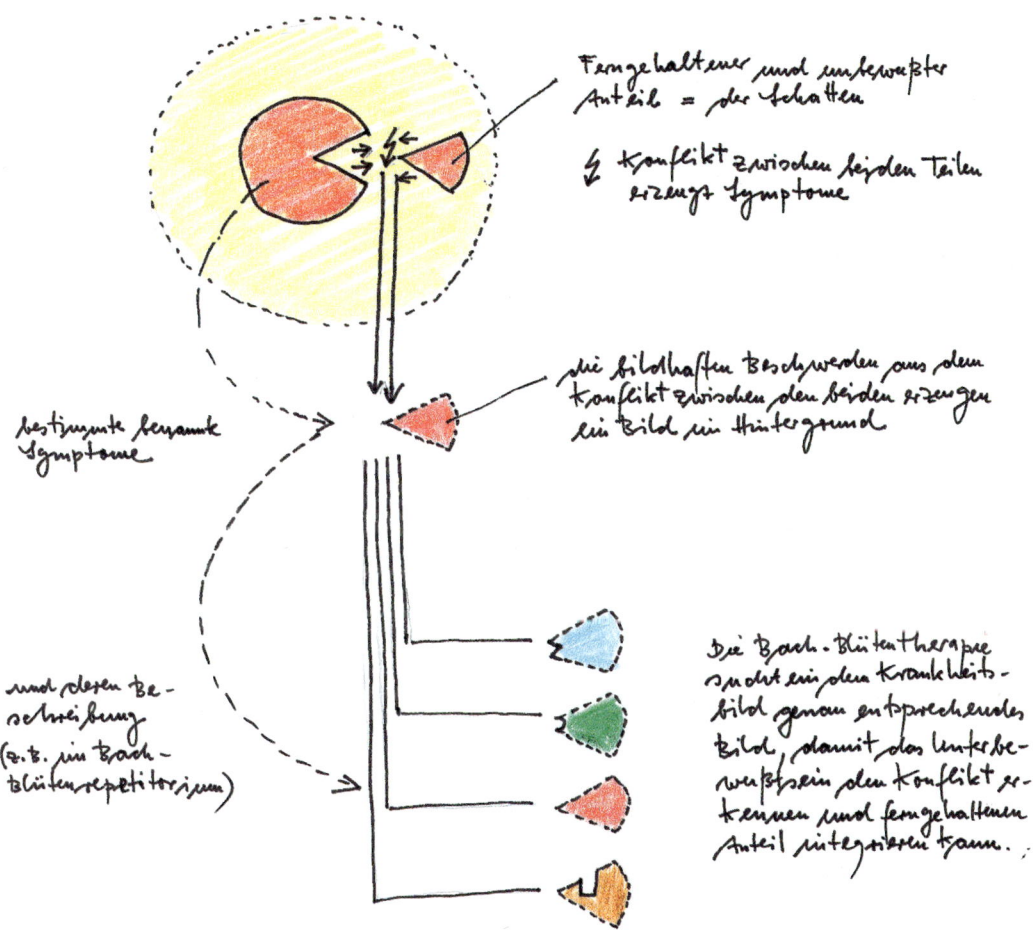

Fern gehaltener und unbewußter Anteil = der Schatten

& Konflikt zwischen beiden Teilen erzeugt Symptome

die bildhaften Beschwerden aus dem Konflikt zwischen den beiden erzeugen ein Bild im Hintergrund

bestimmte benannte Symptome

und deren Beschreibung (z.B. im Bachblütenrepetitorium)

Die Bachblütentherapie sucht ein dem Krankheitsbild genau entsprechendes Bild, damit das Unterbewußtsein den Konflikt erkennen und fern gehaltenen Anteil integrieren kann.

**Integrationsmodell seelischer und körperlicher Phänomene in der Bachblüten-Therapie**

Jede Bachblüte entspricht einem bestimmten Seelenbild (s. S. 88). Gelingt es, das passende Bild bzw. die richtige Blüte zu finden, kann das Unterbewusstsein den Konflikt erkennen und den verdrängten Anteil wieder integrieren. Der Körper bekommt den entscheidenden Impuls, aufgrund seiner Selbstheilungstendenz die eigenen Körperkräfte zu mobilisieren.

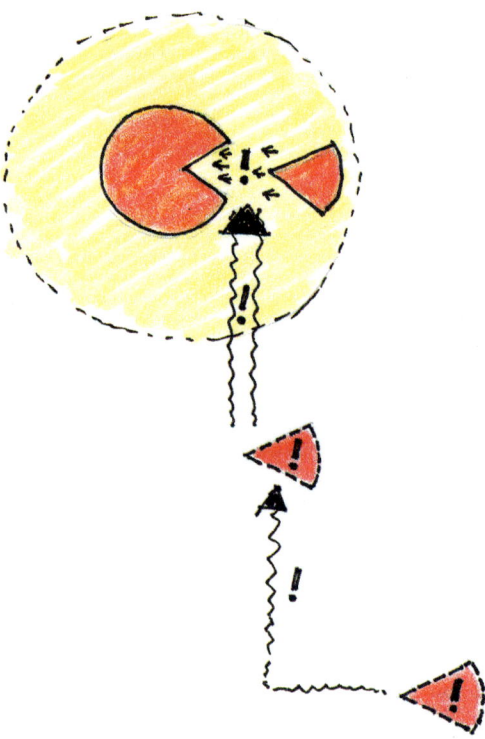

Hat man die richtige Bachblüte zum Einsatz gebracht, kann sich die Persönlichkeit komplettieren, und der Betroffene ist gesund.

Es ist bei der Bachblüten-Arbeit immer wieder verblüffend, die Wirkungsweise der richtigen Behandlung in der veränderten Persönlichkeit zu erleben. Vitalität und Ausdruck nehmen zu, Verzagtheit und geistige Unbeweglichkeit weichen Lebendigkeit und Selbstvertrauen.

**Aktivierung des verdrängten Anteils**

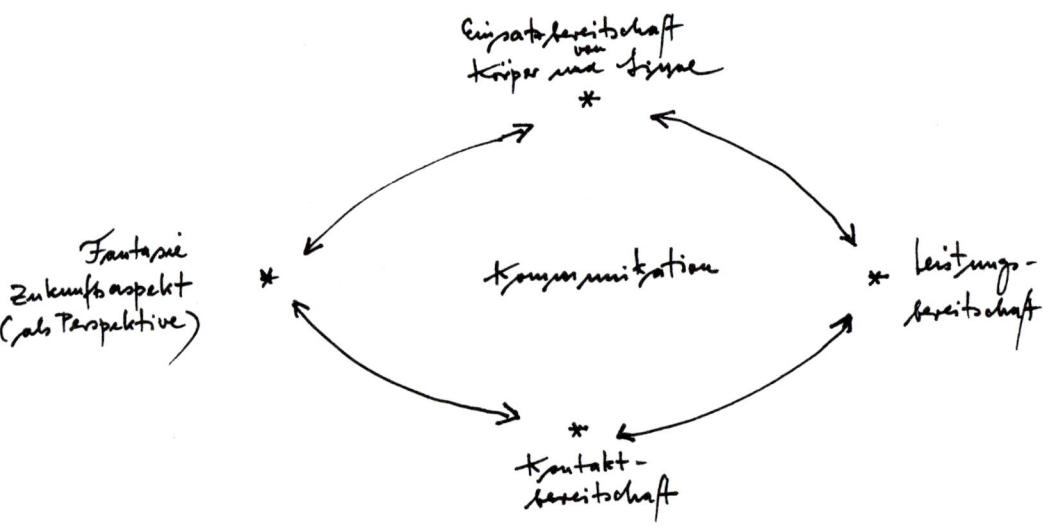

**Die nun geschlossene Persönlichkeit**

*Jede Bachblüte entspricht einem bestimmten Seelenzustand. In diesem Teil des Buches stellen wir Ihnen die 38 Bachblüten vor, und Sie erfahren, welche Blüte zu welchem Seelenbild paßt.*

# Bachblüten und ihre Anwendung

# Die 38 klassischen Bachblüten

## Was Sie über die einzelnen Bachblüten wissen sollten

Ab S. 37 finden Sie Porträts der klassischen Bachblüten. Ich habe die Beschreibung jeweils in fünf Punkte untergliedert:

### 1. Anwendungsbereich
Hier erhalten Sie eine Kurzinformation über den Krankheitsaspekt, den die Bachblüten zu heilen imstande sind.

### 2. Körperlicher Ausdruck
Beschreibung verschiedener Krankheitsbilder, bei denen der Einsatz spezieller Bachblüten angebracht erscheint, wobei ähnliche Krankheitszustände auf verschiedene Blüten zutreffen können. Hier wäre es wichtig, sich für die aktuellste Krankheitsbeschreibung zu entscheiden oder die Wahl einer Blüten-Mischung zu treffen.

### 3. Seelischer Ausdruck
Beschreibung verschiedener seelischer Krankheitsbilder, die bei der Wahl spezieller Bachblüten nach Möglichkeit mit den körperlichen Symptomen übereinstimmen sollten.

### 4. Konfliktlösung bei Einnahme
Aussagen über die Wirkungsweise und Darstellung des zu erwartenden Gesundungsverlaufes.

### 5. Positiver Leitsatz
Mentale Unterstützung der Bachblüten-Wirkung über Gedankenkräfte, um Behandlungserfolge im Unterbewusstsein zu etablieren. Die Vorgehensweise wird im Anschluss an die Blütenbeschreibungen genau erläutert.

*Bei den nachfolgenden Anwendungsvorschlägen geht es darum, Ihnen Informationen an die Hand zu geben, damit Sie bei Ihrer beruflichen Tätigkeit beratend helfen können. Wir möchten Sie ausdrücklich darauf hinweisen, dass für die Behandlung mit Bachblüten eine entsprechende Zusatzausbildung erforderlich und diese Ärzten oder Heilpraktikern vorbehalten ist.*

## Umgang mit positiven Leitsätzen

Positive Leitsätze sollen die Wirkung der Bachblüten auf mentaler Ebene unterstützen, indem wir das Unterbewusstsein direkt am Heilungsprozess beteiligen. Um dies im vollen Umfang zu gewährleisten, schlagen wir Ihnen einige Anwendungsbeispiele vor, die Sie nach Ihrer individuellen Veranlagung auswählen können.

Einige dieser positiven Leitsätze werden Sie möglicherweise nur schwer annehmen wollen. Beobachten Sie daher genau Ihre negativen Reaktionen, die beim Lesen eines bestimmten Leitsatzes hochkommen. Sie zeigen Ihnen meist alte Gedankenmuster, die Ihre Angst oder inneren Widerstand aufzeigen, um Sie in krankmachenden Verhaltensmustern verharren zu lassen. Sie stehen dann zwischen sich und einer neuen, anderen Wahrnehmung.

### *Anwendung der positiven Leitsätze*

- Entspannen Sie sich morgens nach dem Aufwachen und versetzen Sie sich in Ihrer Vorstellung an einen Ort, wo Sie sich wohl fühlen, wo Sie entspannt und zufrieden sind. Hierzu eignen sich auch die auf S. 116 vorgeschlagenen Tiefenentspannungen.
- Wiederholen Sie den von Ihnen gewählten positiven Leitsatz einige Male (ca. 30mal) damit sich dieser ins Unterbewusstsein »einschleift«. Lassen Sie den Leitsatz zu einem Teil von Ihnen werden.
- Schreiben Sie den positiven Leitsatz auf ein kleines Kärtchen und wiederholen Sie das Thema in regelmäßigen Abständen den ganzen Tag über und wenden Sie den positiven Leitsatz allen und allem gegenüber an, ohne Ausnahme.
- Bevor Sie schlafen gehen, entspannen Sie sich erneut und nehmen Sie sich einige Minuten Zeit für die Wiederholung Ihres positiven Leitsatzes.

- Fragen Sie sich, ob Sie bereit sind, den positiven Leitsatz als Teil Ihrer Träume zu erleben.
- Den positiven Leitsatz sollten Sie solange beibehalten und konsequent anwenden, bis er Teil Ihrer Persönlichkeit ist. Sie merken dies daran, dass Sie nicht darüber nachlesen müssen.

Machen Sie drei tiefe Atemzüge vor und nach dem Lesen des positiven Leitsatzes und entspannen Sie sich in das Ausatmen hinein. Dies macht Sie wach und konzentriert.

### *Fragen, die Sie sich jeden Morgen grundsätzlich stellen können*

- Will ich heute Frieden erleben oder Konflikt?
- Will ich mehr das Positive oder das Negative im anderen sehen?
- Versuche ich Zuwendung zu geben oder zu bekommen?
- Will ich positiv über mich und andere denken und reden oder stattdessen lieber kritisieren?
- Bin ich bereit mir und anderen zu vergeben und in Harmonie zu leben?

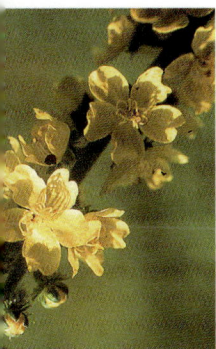

# Agrimony
# (Odermennig)

**Anwendungsbereich:**
Menschliche Auseinandersetzungen werden als Bedrohung wahrgenommen und hinter einer Fassade von Fröhlichkeit und Sorglosigkeit verborgen.

**Körperlicher Ausdruck:**
- **Starke Neigung zur Schuppenbildung.**
- **Rötungen und Juckreiz um den Naseneingang.**
- Alkohol- und Drogensucht.
- Neigung zur Verstopfung.
- Nervöse Reizblase.
- Große Furchtsamkeit begleitet von unwillkürlichen, muskulären Zuckungen.
- Ständige körperliche Ruhelosigkeit.

**Seelischer Ausdruck:**
- Anfälligkeit für Kränkungen.
- Verleugnung von tatsächlichen oder phantasierten Mängeln im seelischen Erleben (um Hilflosigkeit nicht erkennen zu lassen).
- Rückzug auf einen phantasierten harmonischen Primärzustand (Zeit der frühen Kindheit).
- Wunsch nach Akzeptanz wird durch überzogenes Selbstbewusstsein zur Schau gestellt.
- Typus des »Hans guck in die Luft«.

**Konfliktlösung bei Einnahme:**
- Hinwendung zum Erwachsenwerden.
- Akzeptanz auch einer manchmal nüchtern erscheinenden Realität.
- Unterdrückte Impulse werden bewusst.
- Die eigene Hilflosigkeit wird als eine Facette des Lebens anerkannt.
- Verbesserung der körperlichen Befindlichkeit.

*Positiver Leitsatz:*
*Täglich erfahre ich mehr Kraft und Selbstvertrauen.*

# Aspen
# (Zitterpappel)

**Anwendungsbereich:**
Ein Mangel an Lebenswärme führt zur Unfähigkeit, Eindrücke aufzunehmen. Daraus entstehen reaktiv Angst und Panikgefühle.

**Körperlicher Ausdruck:**

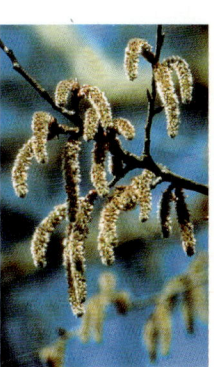

- **Auf der Haut Geschwüre und Absonderungen.**
- Vergesslichkeit und mangelndes Konzentrationsvermögen (erschöpfte Lebenskraft).
- Kälte der Extremitäten mit Taubheitsgefühl und Kribbeln.
- Neigung zu vergrößerten Mandeln.
- Verdauungsbeschwerden mit Blähungen.
- Kleiner, schwacher, unfühlbarer Puls.
- Fortschreitende Herzschwäche.

**Seelischer Ausdruck:**
Auffällige Langsamkeit im gesamten Verhalten z.B. Schwierigkeiten beim Denken.
- Weinerliche Stimmung und Schreckhaftigkeit.
- Verlust des Interesses am Leben aufgrund einschneidender Erlebnisse (z.B. Schock).
- Ausweichen vor Verantwortung, Problemen und Widerständen.
- Unfähig, emotionale Eindrücke aufzunehmen.
- Typus des Schwarzsehers.

**Konfliktlösung bei Einnahme:**
- Lebenskraft und -qualität kann wieder empfunden werden.
- Entwicklung von Tatkraft und Engagement.
- Verfeinerte Wahrnehmung der Lebensrealität.

*Positiver Leitsatz:*
*Wunder gibt es immer wieder, ich muss sie nur wahrnehmen.*

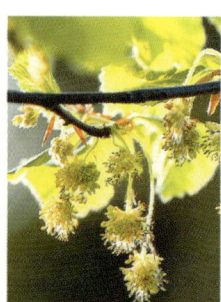

# Beech (Rotbuche)

**Anwendungsbereich:**
Kritiksucht, Spott und ironische Nörgelei aufgrund eines tiefverwurzelten Überlegenheitsgefühls.

**Körperlicher Ausdruck:**
- **Geschwüre und Exantheme (Ausschläge) an einzelnen Stellen des Körpers.**
- **Schwerste Allergieformen bis zum anaphylaktischen Schock.**
- Sehstörungen.
- Schreckhaftigkeit, Unruhe und Beklemmungsgefühle im Brustbereich.
- Funktionelle Herzerkrankungen.
- Zwerchfellkrämpfe.

**Seelischer Ausdruck:**
Fehlen von Mitgefühl und Einfühlung in das Erleben anderer.
- Einerseits chronische Sehnsucht nach menschlicher Nähe, andererseits Unerfahrenheit im zwischenmenschlichen Kontakt.
- Versuche, andere zu kontrollieren und an sich zu binden.
- Sexualisierung von Beziehungen.
- Typus des ewigen Rechthabers.

**Konfliktlösung bei Einnahme:**
- Fähigkeit zum Aufbau stabiler Beziehungsmuster.
- Mit zusätzlicher Hilfe von einer Ausdruckstherapie (z.B. Kunsttherapie oder Psychodrama) kann das innere Chaos geordnet und eine unterstützende Realität wahrgenommen werden.

*Positiver Leitsatz:*
*Selbst Kritik und Nörgelei machen mich nicht wirklich frei.*

# Centaury (Tausend-güldenkraut)

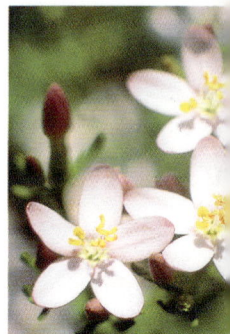

**Anwendungsbereich:**
Eigene emotionale Identität kann und will nicht entwickelt werden.

**Körperlicher Ausdruck:**
- Ekzematöse Hautsensationen.
- Müdigkeit.
- Energielosigkeit.
- Blässe bis zur Anämie (Blutarmut)
- Erschöpfung schon durch die kleinste Anstrengung
- Neigung zur Ohnmacht.

**Seelischer Ausdruck:**
- Kein fester Stand in der Realität.
- Zerbrechliches Ich-Bewusstsein.
- Typus des verlegenen, folgsamen Kindes.
- Ausgeprägtes Minderwertigkeitsgefühl aufgrund von mangelnder Ich-Stärke.
- Neigung zur Überangepasstheit.

**Konfliktlösung bei Einnahme:**
- Wiedererlangung der Durchsetzungsfähigkeit und Wahrnehmung der eigenen Grenzen.
- Stabilisierung der Ich-Stärke, bei gleichzeitiger Entwicklung der Selbständigkeit.
- Bewusstwerdung der Körperkraft.

*Positiver Leitsatz:*
*Ich vertraue meinen eigenen Fähigkeiten und öffne meinen Körper für heilende Kräfte.*

# Cerato (Bleiwurz)

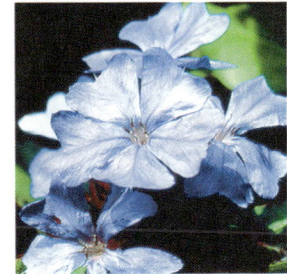

**Anwendungsbereich:**
Tendenz zu Schwäche- und Unsicherheitsgefühlen mit Anklammerungsverhalten; oft Beschreibung eines »leeren Gefühls«.

**Körperlicher Ausdruck:**
- **Bindegewebsschwäche.**
- **Starker Haarausfall (Alopecia diffusa).**
- **Schmetterlingsartige Rötung im Gesicht.**
- **Allergietyp III mit toxisch wirkenden Abwehrreaktionen.**
- **Infektionen mit Herpesviren an Haut und Schleimhäuten.**
- Psychogener Juckreiz an Brust und Bauch.
- Autoaggressionserkrankungen.

**Seelischer Ausdruck:**
- Herabsetzung der Selbstachtung bis zum völligen Verlust des Selbstwertgefühls.
- In-sich-aufnehmen von anderen Personen und intensive Identifizierung mit diesen.
- Intensive Reaktion auf Kränkungen.
- Überforderungsgefühle durch überzogene Ansprüche an sich selbst.
- Rückzug in eine imaginäre andere Welt jenseits aller Kränkungen.
- Typus Prügelknabe oder Opferlamm.

**Konfliktlösung bei Einnahme:**
- Finden einer neuen Selbständigkeit und Sicherheit im Umgang mit Familienangehörigen und Freunden; dabei Vertrauen in die eigene Urteilsfähigkeit und Mut zur Abgrenzung gegenüber anderen Meinungen.

*Positiver Leitsatz:*
*Ich erlange Weisheit, um mein wahres Selbst zu erfassen; dies gibt mir die Kraft, meinen eigenen Weg zu gehen.*

# Cherry Plum (Kirschpflaume)

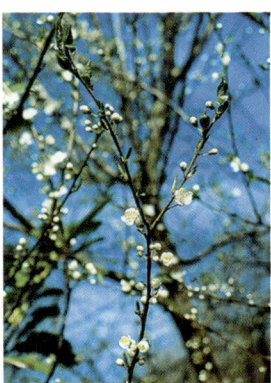

**Anwendungsbereich:**
Unkontrollierte Wutausbrüche und/oder panische Angst durchzudrehen oder den Verstand zu verlieren, zeigen das Unvermögen, innerlich »loslassen« zu können.

**Körperlicher Ausdruck:**
- **Nervöser Hautjuckreiz bis zu generalisierten Juckattacken.**
- Krampfanfälle (lokal oder generalisiert).
- Neigung zu hohem Blutdruck.
- Hochroter Kopf und Spannungskopfschmerz.
- Häufig Übergewicht (Stammfettsucht).
- Übermäßiges Schwitzen, Schlafstörungen, Erregbarkeit.
- Nasenbluten, Ohrensausen, Augenflimmern.

**Seelischer Ausdruck:**
- Platzangst und Straßenangst (Agoraphobie).
- Angst, sich in geschlossenen Räumen aufzuhalten (Klaustrophobie).
- Häufig auch Tierphobien.
- Gesteigerte Selbstbeobachtung (Hypochondrie).
- Zwanghaft-impulsive Leistungsorientiertheit.
- Typus des HB-Männchens (»wer wird denn gleich in die Luft gehen . . .«).

**Konfliktlösung bei Einnahme:**
- Entwicklung der Fähigkeit des Vergessens, der Vergebung und der Bereitschaft, Konflikte gütlich zu lösen (eventuell mit Unterstützung einer körperorientierten Psychotherapie).

*Positiver Leitsatz:*
*Was immer auf mich zukommt, ich bleibe stets ganz ruhig und gelassen, und ich fühle mich sicher und frei.*

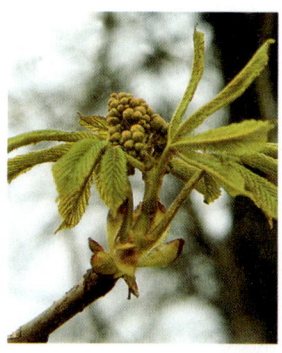

# Chestnut Bud (Kastanien-knospen)

**Anwendungsbereich:**
Unfähigkeit, aus Erlebnissen und Erfahrungen des täglichen Lebens weiterführende Erkenntnisse zu gewinnen. Ausdruck in Form von Zerstreutheit und Lernschwäche.

**Körperlicher Ausdruck:**
- **Nässende Flechten an den Armen.**
- Vitaminmangelzustände.
- Unstillbares Nasenbluten.
- Entzündung des Zahnfleisches; auch bei Kindern.
- Zittern der Hände.
- Übler Mundgeruch.
- Heftiger Durst als Folge einer Magenschleimhautentzündung.

**Seelischer Ausdruck:**
- Hemmungslose Heiterkeit und Lachkrämpfe.
- Jähzorn, aber auch Ängstlichkeit.
- Widersprüchliche Gefühlsregungen und Gemütsstörungen.
- Bewusstseins- und Verhaltensstörungen; auch bei Kindern.

**Konfliktlösung bei Einnahme:**
- Entwicklung einer geistigen Reife und inneren Stabilität.
- Stetige Verbesserung der Lernfähigkeit.
- Steigerung der allgemeinen Aufmerksamkeit.

*Positiver Leitsatz:*
*Lernen macht Spaß, ist sinnvoll und führt zum Erfolg.*

# Chicory (Wegwarte)

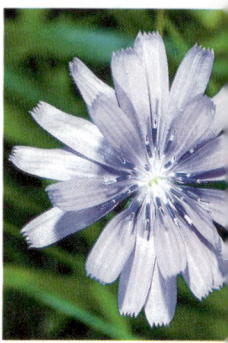

**Anwendungsbereich:**
Inneres Verlangen, anderen zu helfen, wobei damit häufig Abhängigkeiten in Form von Dankbarkeit, Verpflichtung und Bindung aufgebaut werden sollen.

**Körperlicher Ausdruck:**
- Rötung der Augen.
- Schlaflosigkeit.
- Trockener Hals.
- Häufige Kopfschmerzen.
- Schleier vor den Augen.
- Schwindel.
- Schilddrüsenbeschwerden (evtl. Entzündung).

**Seelischer Ausdruck:**
- Fordernd-manipulatives Verhalten.
- Vermeidung konfliktreicher Situationen, besonders bei nahestehenden Menschen.
- Extrem sorgenvolle und angstbesetzte Haltung.
- Überzogene Befürchtungen, dass Familienmitglieder ernsthaft erkrankt seien.
- Übertriebenes Liebesbedürfnis oder Selbstmitleid.
- Beleidigtsein oder Eifersucht.
- Typus des hilflosen Helfers.

**Konfliktlösung bei Einnahme:**
- Auseinandersetzung mit der eigenen Hilflosigkeit und dem Alleinsein.
- Erkennen der eigenen Liebesfähigkeit und Akzeptanz der persönlichen Grenzen anderer.

*Positiver Leitsatz:*
*Ich fühle mich mit meinem Körper sicher und frei.*

# Clematis (Gemeine Waldrebe)

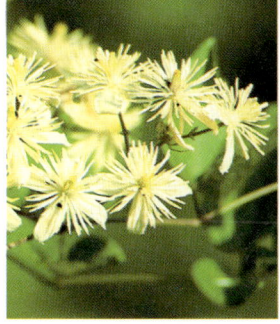

**Anwendungsbereich:**
Neigung, der Realität zu entfliehen oder dieser mit Gleichgültigkeit zu begegnen und sich in eigene Phantasien und Träume zurückzuziehen.

**Körperlicher Ausdruck:**
- **Hautunreinheiten und Akne.**
- Kalte Hände und Füße.
- Kollapsneigung bis hin zur Bewusstlosigkeit (Clematis ist Bestandteil der Notfalltropfen).
- Seh- und Hörstörungen.
- Rasche Erschöpfbarkeit.
- Erkältungsneigung.
- Verdauungsprobleme.

**Seelischer Ausdruck:**
- Undankbare Abneigung gegenüber dem Leben.
- Gefühl der Apathie und Regungslosigkeit.
- Depressive Stimmung bis hin zur Beziehungslosigkeit.
- Ablehnung der Eigenverantwortung.
- Innere Feigheit vor großen und schwierigen Herausforderungen.
- Typus des trägen, energielosen Einsiedlers.

**Konfliktlösung bei Einnahme:**
- Wiederkehr eines gesunden Interesses am Leben, an der Arbeit und an den Menschen.
- Aufhellung depressiver Stimmungen.
- Wunsch, Initiative ergreifen zu wollen.

*Positiver Leitsatz:*
*Ich stelle mich dem Leben; das macht mich kraftvoll und lebendig.*

# Crab Apple (Holzapfel)

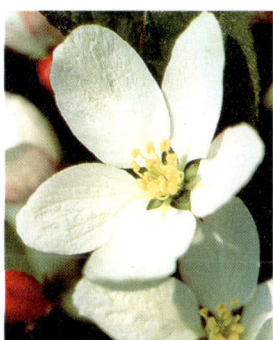

**Anwendungsbereich:**
Bei pedantischer Ordentlichkeit und/oder Reinlichkeitszwang, um der echten Auseinandersetzung mit Problemen zu entgehen.

**Körperlicher Ausdruck:**
- **Auffällige Hautirritationen (oft bedingt durch Waschzwang).**
- Funktionelle Herz- und Kreislaufbeschwerden.
- Ess-/Brechsucht.
- Blutdruckschwankungen.
- Starke Blähungen (Darmaffektionen).
- Blutungsneigung.
- Mangelerkrankungen z. B. Eisenmangelanämie.

**Seelischer Ausdruck:**
- Starke Ekelgefühle z. B. vor Schmutz, Bakterien, Schweiß etc.
- Totale seelische Blockierung.
- Zögernde Haltung dem Leben gegenüber.
- Hinterlistige, versteckte Aggression.
- Überzogene Selbstkontrolle.
- Hypochondrische Ängste.
- Typus des Biedermannes und Brandstifters.

**Konfliktlösung bei Einnahme:**
- Entwicklung einer großzügigen Haltung dem Leben gegenüber.
- Unterscheidungsfähigkeit von Wichtigem und Unwichtigem.
- Schrittweise Auflösung seelischer Blockaden.

*Positiver Leitsatz:*
*Schlichtheit und Menschlichkeit sind der Erfolg hinter dem Erfolg.*

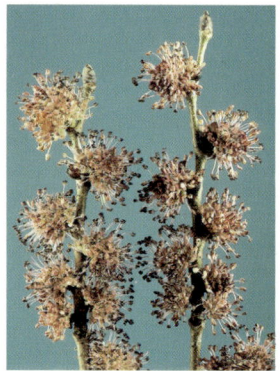

# Elm (Ulme)

**Anwendungsbereich:**
Durch verborgenes Leiden oder ein anhaltendes Verlassenheitsgefühl in Zeiten der Not überbeanspruchte Nerven, mit plötzlichen Versagensängsten einhergehend.

**Körperlicher Ausdruck:**
- **Bleiches, fahles, wächsernes Gesicht.**
- **Welke, trockene Haut.**
- Nervenreizung, mit körperlichen Zuckungen bei geringster Berührung.
- Extreme körperliche Schwächegefühle.
- Nach Mitternacht Schlaflosigkeit, tagsüber schläfrig, matt und erschöpft.

**Seelischer Ausdruck:**
- Chaotisches Innenleben.
- Unruhe, Reizbarkeit und Furcht, etwas Schlimmes könne geschehen.
- Im Zusammenhang mit der Überempfindlichkeit des Klienten eine gewisse Verdrießlichkeit, Übellaunigkeit oder Weinerlichkeit.
- Gefühl der Verlassenheit.
- Notfallmittel bei drohendem (meist psychischem) Zusammenbruch ist angebracht.
- Sehnsucht nach dem Schönen, nach Idealen, bei gleichzeitigem Wunsch nach animalisch, triebhaften Erlebnissen.
- Typus des Lebensmüden.

**Konfliktlösung bei Einnahme:**
- Regeneration der Lebenskraft nach Abbau von Spannungen; auch mit Hilfe von körperorientierten Entspannungsmethoden.
- Entwicklung einer neuen Form von Beweglichkeit und Dynamik.

*Positiver Leitsatz:*
*Mein Körper entspannt sich aus eigener Kraft und ich finde Ruhe.*

# Gentian (Herbstenzian)

**Anwendungsbereich:**
Ausgeprägt pessimistische Grundhaltung, die sich mit Mutlosigkeit bzw. Skepsis und Grübelei nach außen hin darstellt.

**Körperlicher Ausdruck:**
- **Neigung zu trockener, schlecht ernährter Haut.**
- Schilddrüsenstörungen.
- Schwache Verdauungsfunktion des Magens.
- Völlegefühl mit Aufstoßen.
- Übelkeit und Erbrechen.

**Seelischer Ausdruck:**

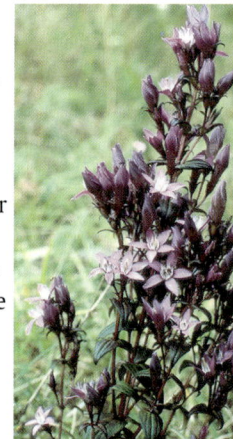

- Geistige Verwirrung.
- Störung der Urteilskraft.
- Unablässiges Nachdenken und Grübeln.
- Negative Lebenseinstellung aufgrund schlechter Erfahrungen.
- Tiefe Niedergeschlagenheit durch entmutigende Ereignisse.
- Typus des Schwarzsehers.

**Konfliktlösung bei Einnahme:**
- Sinneseindrücke können vielseitiger und oft positiver verarbeitet werden.
- Auffälliges Verlangen nach Harmonie.
- Abbau von Ängsten, z.B. vor Prüfungen und großen Reisen.

*Positiver Leitsatz:*
*Jeder Moment des Lebens ist eine aufregende, positive Erfahrung für mich.*

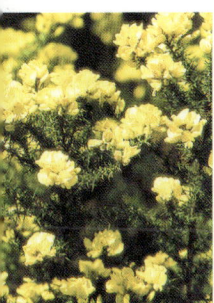

# Gorse
# (Stechginster)

**Anwendungsbereich:**
Extreme Anforderungen an
sich selbst führen zu Ver-
strickung in Nebensäch-
lichkeiten; das dabei entstehende Chaos führt
letztlich zu Resignation und einem Gefühl der
Ausweglosigkeit.

**Körperlicher Ausdruck:**
- **Schlechte Wundheilung.**
- **Furunkel- und Karbunkelbildung.**
- **Entzündung der Krampfadern.**
- **Blutandrang in Gesicht und Händen.**
- Ohnmachtsgefühl mit Hitzewallung.
- Erkältungsanfälligkeit.
- Schneidende oder ruckartige Schmerzen,
  besonders in Muskeln und Knochen.

**Seelischer Ausdruck:**
- Unzufriedenheit mit dem Leben, bis zum
  Lebensüberdruss.
- Passiver Todeswunsch.
- Verharrung in religiösen Betrachtungen.
- Abneigung gegen geistige Arbeit.
- Apathie und Teilnahmslosigkeit gegen jegli-
  che Art von Vergnügungen.
- Neigung zu Kritiksucht.
- Typus des zerstreuten Professors.

**Konfliktlösung bei Einnahme:**
- Der Sinn für das Wesentliche kann wahrgenommen werden.
- Entwicklung einer optimistischen Gelassen-
  heit.
- Die Ahnung für tiefes, unbewusstes Wissen
  findet Akzeptanz.

*Positiver Leitsatz:*
*Meine Begabung findet Anerkennung.*

# Heather
# (Heidekraut)

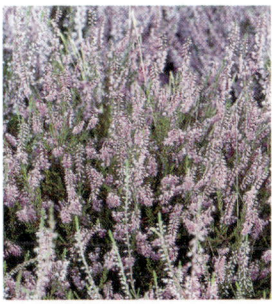

**Anwendungsbereich:**
Extremes Sympathiebe-
dürfnis und völlige Selbst-
bezogenheit spiegeln sich
in einem unaufhörlichen
Darstellungsdrang (diese
Menschen benötigen ständig Publikum) wider.

**Körperlicher Ausdruck:**
- Herzrhythmusstörungen (Brust- und Herz-
  schmerz).
- Sekretionsstörungen und Motilitätsstörun-
  gen im Magen-Darm-Bereich (z. B. Blähungen, Durchfälle, Verstopfungen).
- Spastische Durchblutungsstörungen.
- Chronisch wiederkehrende Reizblase, bevorzugt bei Frauen.

**Seelischer Ausdruck:**
- Anhaltende Unterdrückung von aggressiven
  Gefühlen.
- Leistungsbetonte Überanpassung.
- Geltungssucht und Darstellungstrieb, um
  eigene Minderwertigkeitsgefühle zu kom-
  pensieren.
- Anklammerungstendenzen an Partner und
  Freunde.
- Typus des eitlen Pfaues.

**Konfliktlösung bei Einnahme:**
- Alleinsein wird nicht mehr als Bedrohung
  wahrgenommen, sondern als Entspannungs-
  möglichkeit.
- Man kann sich mehr mit den wirklichen
  Bedürfnissen auseinandersetzen und diese
  offen mitteilen.

*Positiver Leitsatz:*
*Ich freue mich meines Lebens und lasse*
*andere daran teilhaben.*

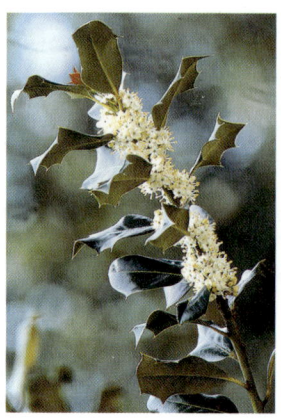

# Holly
## (Stechpalme)

**Anwendungsbereich:**
Emotionale Irritation aufgrund von Eifersuchts- und Neidgefühlen; destruktive Gemütsverfassung anderen Menschen gegenüber.

**Körperlicher Ausdruck:**
- **Haarausfall und starke Hautschuppung.**
- **Feuerrote, juckende Hautausschläge.**
- Nervosität und innere Unruhe.
- Allgemeine nervliche Überempfindlichkeit.
- Krampfneigung bis zu Koliken.
- Kopfschmerzen bis zur Migräne.
- Krampfartige Magenschmerzen.

**Seelischer Ausdruck:**
- Häufige Gefühlsausbrüche und schlechte Laune.
- Leichte Verletzbarkeit mit ärgerlichen Reaktionen.
- Neigung zu hitzigen Auseinandersetzungen.
- Unkontrollierbare Tobsuchtsanfälle, besonders bei Kindern.
- Ausgeprägte verbale Angriffslust bei Diskussionen.
- Typus des kämpferischen, feurigen Kriegers.

**Konfliktlösung bei Einnahme:**
- Finden der eigenen inneren Balance.
- Man definiert sich weniger durch andere Personen, als durch das eigene Selbst.
- Stabilisierung der eigenen Persönlichkeit.
- Die Selbstheilungskräfte des Körpers greifen wieder.

*Positiver Leitsatz:*
*Ich bin ruhig und gelassen, und fühle mich sicher und frei.*

# Honeysuckle
## (Geißblatt)

**Anwendungsbereich:**
Sucht, mit den Gedanken nur in der Vergangenheit zu verweilen, um der häufig als zu nüchtern empfundenen Realität zu entkommen.

**Körperlicher Ausdruck:**
- **Weißes, wächsernes Gesicht.**
- Starke Migräneanfälle.
- Schulterschmerzen.
- Organische Veränderungen im Lungenbereich (daraus resultierend chronischer Sauerstoffmangel).
- Husten und Kurzatmigkeit.

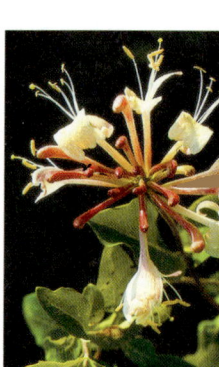

**Seelischer Ausdruck:**
- Tendenz zum Festhalten, zur Selbstbewahrung.
- Extreme Abhängigkeit von der Beurteilung durch Mitmenschen.
- Häufig unverarbeitete Beziehungsmuster aus der Vergangenheit.
- Starke leistungsorientierte Prägungen mit Aggressionshemmung.
- Typus des nostalgischen Träumers.

**Konfliktlösung bei Einnahme:**
- Eigene emotionale Überforderung wird transparenter.
- Entwicklung der Fähigkeit, offen die Meinung zu äußern sowie eigene Bedürfnisse oder Interessen mitzuteilen.
- Erkennen der Entstehungsbedingungen eigener Konflikte.

*Positiver Leitsatz:*
*Meine Lebensumstände verändern sich positiv, wenn ich körperliches Wohlbefinden zulasse.*

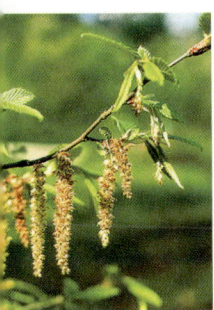

# Hornbeam (Weiß- oder Hainbuche)

**Anwendungsbereich:**
Einseitige mentale Über-
forderung, die durch ein
Übermaß an intellektueller
Arbeit mit überzogenem Perfektionsdrang zu
extremen Schwächegefühlen führen kann.

**Körperlicher Ausdruck:**
- Kälte der Arme und Beine.
- Trockener Hals und Essunlust.
- Große Unruhe und Reizbarkeit.
- Teilnahmslosigkeit und großes Ruhebedürf-
  nis.
- Atemnot und Ohnmachtsgefühle.
- Beklemmungsgefühle in der Herzgegend.

**Seelischer Ausdruck:**
- Distanzierte und isolierte Persönlichkeit.
- Sich unbeeinflussbar gebend, dabei wenig
  herzliche Ausstrahlung.
- Neigung, alles zu intellektualisieren, bei
  betont abstraktem Denken.
- Abwehr gegen zwischenmenschliche Bezie-
  hungen.
- Ausgeprägte Empfindsamkeit trotz schroffen
  und schwer durchschaubaren Verhaltens.
- Typus des völlig Unnahbaren.

**Konfliktlösung bei Einnahme:**
- Entwicklung des Bewusstseins, mit ganzem
  Herzen auf Ängste und Konflikte reagieren
  zu können.
- Sehnsucht nach Nähe und Geborgenheit
  kann wieder artikuliert werden.
- Kraft, Energie und Fleiß kann auch auf den
  Körper gerichtet werden.

**Positiver Leitsatz:**
*Das Leben ist sinnvoll, und das Sinnvolle ist
ewig.*

# Impatiens (Drüsen-tragendes Springkraut)

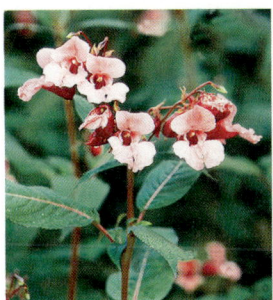

**Anwendungsbereich:**
Ungeduldiges, gereiztes
Verhalten, um den eigenen inneren Druck nicht
spüren zu müssen.

**Körperlicher Ausdruck:**
- **Starkes Hautjucken.**
- **Entzündliche Hautveränderungen.**
- Nervöses Fingertrommeln.
- Heißhungerattacken.
- Erniedrigte Schmerzschwelle.
- Beschleunigte Pulsfrequenz.
- Fieber und große Unruhe.
- Hart gespannte Bauchdecke.

**Seelischer Ausdruck:**
- Sublimierung von Aggression in Form von
  Gereiztheit.
- Gefühl, ständig an der eigenen Toleranz-
  schwelle zu stehen.
- Unbegründete Temperamentsausbrüche.
- Kommunikationsschwierigkeiten aufgrund
  der eigenen Überspanntheit.
- Innere Gedankenflut, die schnell zur Ausfüh-
  rung drängt.
- Abwehr von Fremdeinflüssen.
- Typus des hektischen Managers.

**Konfliktlösung bei Einnahme:**
- Wertschätzung von anderen Menschen und
  deren Gedanken und Ideen.
- Öffnung für einen »weichen«, entspannten
  Lebensrhythmus.
- Möglichkeit der Eingliederung in eine
  Gemeinschaft.

**Positiver Leitsatz:**
*Menschlicher Kontakt bereichert mein Dasein
und hilft mir, meinen Wert zu erkennen.*

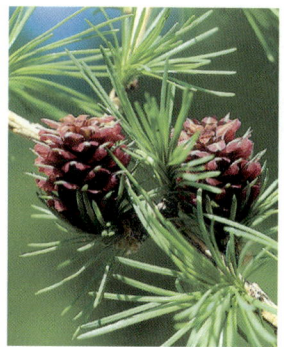

# Larch (Lärche)

**Anwendungsbereich:**
Neigung zu Minderwertig-
keitsgefühlen, die auf-
grund falscher Selbstein-
schätzung, unangemesse-
ner Unterordnung und lei-
stungsorientierter Erzie-
hung entstanden sind.

**Körperlicher Ausdruck:**
- Wirbelsäulenschäden.
- Osteoporose.
- Schlaf, der keine Erholung bringt.
- Überempfindliche Nerven.
- Müdigkeit und Schlaffheit bei Tag.

**Seelischer Ausdruck:**
- Angst vor passiver Abhängigkeit.
- Autoritätsprobleme.
- Fluchttendenzen.
- Übermäßiger Arbeitseifer.
- Mangelnde Genussfähigkeit.
- Grundgefühl des Abgelehntseins und der Wertlosigkeit.
- Typus des linientreuen Anpassers.

**Konfliktlösung bei Einnahme:**
- Förderung der Selbstwahrnehmung durch Auseinandersetzung mit gegebenen Problembereichen (s. o.).
- Konfliktzentriertes Therapiegespräch (auch im Rahmen des Auswertungsgesprächs über den Bachblüten-Fragebogen) ermöglicht das Erkennen und Bearbeiten von Abhängigkeiten.
- Allgemeine, später lokale Entspannung, auch mit Hilfe von äußeren Bachblüten-Anwendungen.

*Positiver Leitsatz:*
*Entspannung und Ruhe helfen mir, mich selbst zu spüren.*

# Mimulus (Gefleckte Gauklerblume)

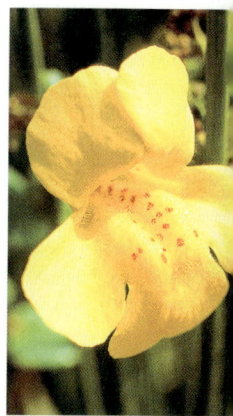

**Anwendungsbereich:**
Zentrales Thema ist die
Angst z. B. vor neuen Situationen, vor Prüfungen oder
unbekannten Personen, die
aufgrund einer großen
Empfindsamkeit entstehen
kann.

**Körperlicher Ausdruck:**
- Schwäche der Beine und Füße.
- Große Vergesslichkeit und Konzentrationsschwäche.
- Gleichgewichtsstörungen.
- Krämpfe an verschiedenen Stellen, auch Wadenkrämpfe.
- Verspannung der Rückenmuskulatur.
- Große Müdigkeit und Schlafsucht.

**Seelischer Ausdruck:**
- Ängstlichkeit und Furchtsamkeit, die manchmal durch forsches oder scheinbar sicheres Auftreten überspielt wird.
- Geschwächter Wille und Lebensverzicht.
- Mangel an geistiger Lebenskraft, sich mit den möglichen Gefahren einer unbekannten Welt auseinander zu setzen.
- Neigung, fast alles negativ auf sich zu beziehen.
- Abwehr aggressiver Konflikte.
- Typus des Angsthasen.

**Konfliktlösung bei Einnahme:**
- Entwicklung von Mitgefühl und Mut.
- Stärkung der Lebenskraft für die Entfaltung der Persönlichkeit.
- Beschäftigung mit philosophischen Fragen über Leben und Tod.

*Positiver Leitsatz:*
*Ich akzeptiere, was ich nicht ändern kann.*

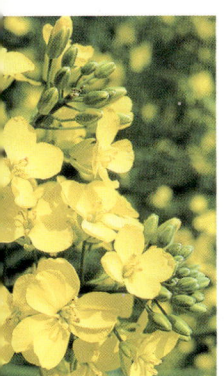

## Mustard (Wilder Senf)

**Anwendungsbereich:**
Bei Melancholie und depressiven Stimmungen, die oft ohne erkennbaren Grund auftauchen und das Gefühl der inneren Leere verstärken.

**Körperlicher Ausdruck:**
- **Starke Hautfaltenbildung.**
- **Verlust des Spannungstonus der Haut.**
- Schlaflosigkeit.
- Konzentrations- und Gedächtnisschwäche.
- Obstipation (Verstopfungstendenzen).
- Neigung zu Fresssucht und/oder Fressanfällen.
- Infektabwehrschwäche.

**Seelischer Ausdruck:**
- Neigung zur Antriebslosigkeit.
- Selbsthass bis zur bewussten oder unbewussten Selbstzerstörung.
- Moralischer Masochismus.
- Unterschwellige Todeswünsche.
- Ständige Gefährdung des Sich-selbst-sein-Könnens.
- Hoher Leidensdruck.
- Typus des verwelkten Mauerblümchens.

**Konfliktlösung bei Einnahme:**
- Zunehmende Selbständigkeitsbestrebungen mit dem Wunsch nach Loslösung von alten Lebensmustern.
- Lösungsorientierte Konfliktarbeit mit einfühlsamer therapeutischer Hilfe.

*Positiver Leitsatz:*
*Wenn ich loslasse, ermögliche ich mir neue Einblicke in das Leben und Ausblicke in die unentdeckte Weite.*

## Oak (Eiche)

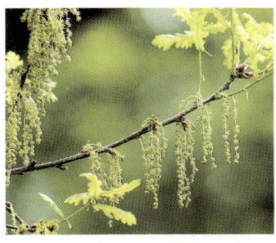

**Anwendungsbereich:**
Überverantwortlichkeit, Pflichtbewusstsein und Unnachgiebigkeit führen zum ständigen verbissenen Weiterkämpfen, wobei eigene Ziele und Pläne nie aufgegeben werden können.

**Körperlicher Ausdruck:**
- **Eingefallenes Aussehen.**
- Wandernde Schmerzen in verschiedenen Körperteilen.
- Schwindelanfälle.
- Abmagerung trotz ausreichender Nahrungsaufnahme.
- Neigung zu Gewebsneubildungen.
- Infektabwehrschwäche.

**Seelischer Ausdruck:**
- Gefühle von Niedergeschlagenheit und Hoffnungslosigkeit.
- Ignorieren oder Unterdrücken von Konflikten.
- Neigung zur Flucht in die Arbeit.
- Streben nach lang anhaltenden, ausschließlichen Beziehungen unter Vernachlässigung von Außenkontakten.
- Aufopfernde Haltung gegenüber Nahestehenden.
- Bereitschaft alles zu ertragen, nur um den Partner nicht zu verlieren.

**Konfliktlösung bei Einnahme:**
- Gefühle können wieder geäußert werden.
- Eigene Bedürfnisse werden wahrgenommen und nicht zurückgestellt.
- Einstellungen und Verhaltensweisen werden mit den geeigneten Therapeuten hinterfragt.

*Positiver Leitsatz:*
*Ich gebe mich dem Fluss des Lebens hin und werde gesund.*

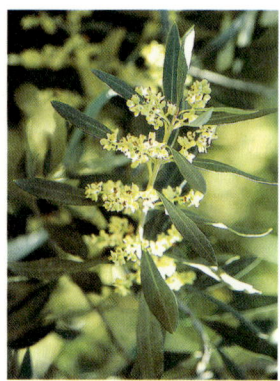

# Olive

**Anwendungsbereich:**
Völlige körperliche und geistige Erschöpfung, die aufgrund chronischer Überbeanspruchung oder langer, schwerer Krankheit entstanden ist.

**Körperlicher Ausdruck:**
- **Gedunsenheit des Gesichts.**
- Steifheit des Rückens und der Hüften, die Beugen und Wenden verhindert.
- Krampfanfälle.
- Atembeklemmung.
- Erschwerter oder vergeblicher Stuhldrang.
- Zerschlagenheitsgefühl.

**Seelischer Ausdruck:**
- Zwanghafte Persönlichkeitsstrukturen.
- Trias: Ordnungsliebe, Eigensinn, Sparsamkeit.
- Unerlaubte Phantasien und Impulse.
- Vermeidung von Augenkontakt.
- Wunsch nach eigener Unsichtbarkeit.
- Unsicherheitsgefühle gegenüber dem Unvertrauten.
- Typus des Lähmenden/Inaktiven.

**Konfliktlösung bei Einnahme:**
- Entwicklung einer neuen Willenskraft, die Selbstsicherheit und Durchsetzungsfähigkeit in mannigfachen sozialen Erfahrungen verleiht.
- Wahl der Selbstbeschränkung kann freier und einfacher ausgeübt werden.
- Verstärkte Bereitschaft, mit der Umwelt in Kontakt zu treten.

*Positiver Leitsatz:*
*Ich bin, was ich unabhängig wollen kann.*

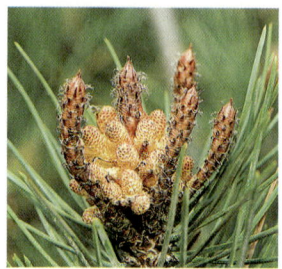

# Pine (Schott. Kiefer)

**Anwendungsbereich:**
Das Ich-Bewusstsein ist schuldfixiert, und daher besteht eine Tendenz zu selbstzerstörerischem Verhalten

**Körperlicher Ausdruck:**
- **Gestaute Außenknöchel der Beine, besonders abends.**
- **Schmerzen in der »Kreuzbeingegend«.**
- Atemmenge bis zu akuter Sauerstoffnot.
- Nervöses Erbrechen mit Bauchkrämpfen.
- Blasenbeschwerden mit viel hellem Urin.
- Schlaflosigkeit und Infektanfälligkeit.

**Seelischer Ausdruck:**
- Schuldgefühle führen zu einem starken Bedürfnis der Selbstbestrafung, d. h. chronische Krankheiten dürfen nicht heilen.
- Lähmung der Persönlichkeitsentwicklung.
- Intensive Vermeidungsstrategien.
- Quälende Selbstvorwürfe mit ständigen Gewissensbissen.
- Depressive Persönlichkeitsstruktur.

**Konfliktlösung bei Einnahme:**
- Sinnes- und Einstellungswandel mit Hilfe von Pine.
- Entwicklung eines gesunden Schuldbewusstseins als Ansporn, um angerichteten Schaden wiedergutzumachen.
- Beginn eines Reifungsprozesses der Persönlichkeit; oft nur in Begleitung geeigneter psychotherapeutischer Methoden.

*Positiver Leitsatz:*
*In meinem Herzen sehe und erlebe ich die verborgene Harmonie und Vollkommenheit.*

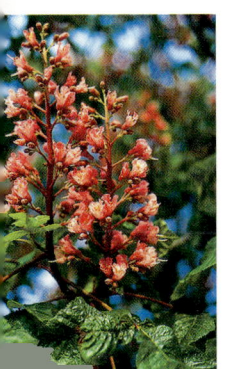

# Red Chestnut (Rote Kastanie)

**Anwendungsbereich:**
Eigene Ängste und Sorgen werden auf andere projiziert, wobei dies zu inneren Spannungen führt.

**Körperlicher Ausdruck:**
- **Aufgedunsenes Gesicht.**
- Druckgefühl in der Brust.
- Schmerzen in den Armgelenken.
- Asthmoide Bronchitis, auch bei Kindern.
- Appetitlosigkeit.
- Stimmverlust, häufig nach vorangegangener Heiserkeit.
- Heiße Handteller.

**Seelischer Ausdruck:**
- Neigung zur Hypochondrie.
- Tendenz zu Depression und Masochismus.
- Eigener innerer Lebensrhythmus wird abgewehrt und als bedrohlich empfunden.
- Urmisstrauen gegenüber der Verlässlichkeit von Bindungen.
- Haltungen von Mürrischsein, Skepsis und Freudlosigkeit.
- Typus der überversorgenden Mutter.

**Konfliktlösung bei Einnahme:**
- Bewusste Auseinandersetzung mit den Themen: Vertrauen, Nähe und Distanz in Beziehungen.
- Wahrnehmung der eigenen körperlichen Autonomie mit Hilfe körperorientierter Selbsterfahrungsgruppen.
- Entwicklung einer vertrauensvollen Beziehung zu sich und anderen.

*Positiver Leitsatz:*
*Mein Leben ist eine ununterbrochene Kette von menschlichen Erfahrungen.*

# Rock Rose (Gelbes Sonnenröschen)

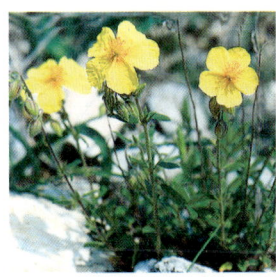

**Anwendungsbereich:**
Panikgefühle und Todesängste führen zu Schockzuständen bei lebensbedrohlichen Krankheiten, akuten Schrecksituationen und schweren Unfällen.

**Körperlicher Ausdruck:**
- **Blasse, feuchte Haut.**
- **Gänsehaut, »zu Berge stehende« Haare.**
- Unruhe und Zittern am ganzen Körper.
- Herzjagen oder heftiges Herzklopfen.
- Schneller Puls und niedriger Blutdruck.
- Globusgefühl (Kloß im Hals).
- Schwindelzustände bis hin zu Ohnmachtsgefühlen.

**Seelischer Ausdruck:**
- Instabiles, unkontrolliertes Temperament.
- Impulsiv und emotional expressiv.
- Andererseits lähmende Beklemmung.
- Starke Angstentwicklung bis hin zur Todesangst.
- Erhöhte Schreckhaftigkeit mit Gefühlen des Bedrohtseins.
- Typus des Hysterikers.

**Konfliktlösung bei Einnahme:**
- Aufbau von Abwehrstrategien, die auch bei Notfällen greifen.
- Harmonisierung der Persönlichkeit und adäquatere Einstimmung auf die Außenwelt.
- Erlangen eines besseren Stehvermögens auch in stürmischen Zeiten.

*Positiver Leitsatz:*
*Nichts und niemand kann mich davon abhalten, aktiv und trotzdem gelassen zu sein.*

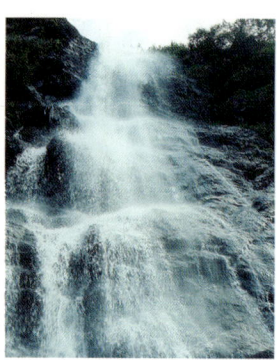

# Rock Water (Wasser aus heilkräftigen Quellen)

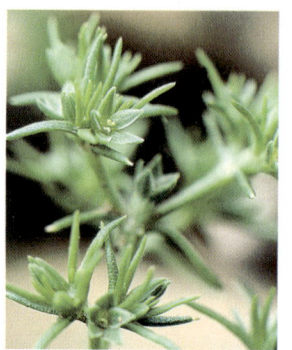

# Scleranthus (Einjähriger Knäuel)

**Anwendungsbereich:**
Bei starrem Festhalten am Überkommenen, auf allen möglichen Gebieten.
Traditionen familiärer, gesellschaftlicher und moralischer Art führen zum Dogmatismus, zu Prinzipienreiterei und zu verschiedenen Formen des Fanatismus.

**Körperlicher Ausdruck:**
- **Hautverhärtungen oder Hautneubildung wie Warzen.**
- Nackensteifigkeit und/oder Muskelhartspann, Gelenkbeschwerden.
- Neigung zu krampfartigen Beschwerden.
- Kopfschmerzen.
- Nahrungsmittelallergien.
- Durchblutungsstörungen.

**Seelischer Ausdruck:**
- Verdrängung natürlicher Impulse.
- Unbelehrbare, geistige Starrheit.
- Trotziger Eigensinn bis hin zur Despotie.
- Grübel- oder Erinnerungszwang.
- Typus des Prinzipienreiters.

**Konfliktlösung bei Einnahme:**
- Integration von gefürchteten Impulsen.
- Entfaltung spezifischer menschlicher Eigenschaften, der Gefühls- und Gemütsseite und der eigenen Liebesfähigkeit.
- Bereitschaft zur Toleranz.

*Positiver Leitsatz:*
*Leben ist Bewegung; wenn ich beweglich bin, bin ich lebendig.*

**Anwendungsbereich:**
Unfähigkeit, aufgrund einer unentschlossenen inneren Haltung Entscheidungsprozesse herbeizuführen.

**Körperlicher Ausdruck:**
- **Neigung zu Hautallergien.**
- Schwindelgefühle.
- Unsichere Bewegungsabläufe.
- Gleichgewichtsstörungen.
- Wechselhaftes Beschwerdemuster, z. B. Tagesmüdigkeit und nächtliche Schlaflosigkeit, innere Nervosität.
- Körperliche Überaktivität im Wechsel mit Antriebslosigkeit.

**Seelischer Ausdruck:**
- Extrem wechselhafte Gefühle.
- Innere Zerrissenheit.
- Mutlosigkeit und fehlende Initiative, um die »richtige« Entscheidung treffen zu können.
- Angst vor Lebensveränderung.
- Träume von Kämpfen und Selbstmord.
- Typus des unsicheren Seiltänzers.

**Konfliktlösung bei Einnahme:**
- Möglichkeit, persönliche Initiative, Antrieb und Mut zu entwickeln und damit Veränderungen durchzusetzen.
- Praktische Umsetzung von Ideen in eine positive und entschlossene Handlung.

*Positiver Leitsatz:*
*Das Leben kann leicht, spielerisch und doch sicher sein.*

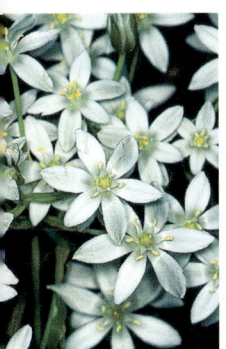

# Star of Bethlehem (Goldiger Milchstern)

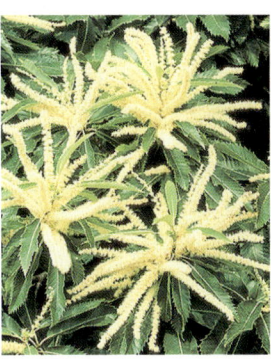

# Sweet Chestnut (Esskastanie oder Edelkastanie)

**Anwendungsbereich:**
Traumatisch wirkende Ereignisse, die völlig unerwartet auftreten, ein katastrophales Ausmaß haben und aufgrund ihrer Intensität das seelische Gleichgewicht erheblich stören.

**Körperlicher Ausdruck:**
- Psychogener Schmerz als Gesichts- und Zahnschmerz, Kopf- oder Gliederschmerz.
- Essattacken mit anschließendem Erbrechen und Muskelschwäche, Verstopfung, niedrigen Blutdruck u. a.
- Übergewichtigkeit um mehr als 30 % des Idealgewichts.

**Seelischer Ausdruck:**
- Besondere Verletzbarkeit, Misstrauen und Kontaktabbrüche.
- Abwehr von Wut.
- Neigung, sich selbst zu bestrafen und Schmerz zu erleiden.
- Situationen, die an traumatische Erlebnisse erinnern, werden gemieden.
- Panische Vernichtungsangst.
- Alkohol- und Drogenexzesse.
- Typus des Grashalmes im Wind.

**Konfliktlösung bei Einnahme:**
- Überwindung psychischer oder körperlicher Traumata (auch bei Unfällen).
- Verarbeitung von Schockerlebnissen.
- Entwicklung der Fähigkeit zu positiver, zukunftsorientierter Lebensgestaltung.

*Positiver Leitsatz:*
*Ich empfange und nehme, was mir gegeben wird.*

**Anwendungsbereich:**
Ein Zustand innerer Ausweglosigkeit, der völlige Orientierungslosigkeit und innere Isolation zur Folge hat.

**Körperlicher Ausdruck:**
- **Neigung zu bösartigen Hautveränderungen wie beispielsweise Basaliomen.**
- **Verzögerte Wundheilung.**
- Körperliches Zerschlagenheitsgefühl.
- Ohrprobleme, bis hin zur Schwerhörigkeit.
- Nervenkribbeln und -schmerzen.
- Gefühl von Herzenge.
- Starke Beeinträchtigung des Sehens.

**Seelischer Ausdruck:**
- Äußerste Grenze der seelischen Belastbarkeit.
- Dekompensation des labilen, inneren Gleichgewichts mit Selbstmordgedanken.
- Wunsch nach Selbstvernichtung.
- Sozialer Rückzug und Isolierung.
- Typus des verlorenen Sohnes.

**Konfliktlösung bei Einnahme:**
- Möglichkeit, wieder Distanz zu schaffen, eventuell auch durch sportliche Aktivitäten und/oder Planung einer großen Reise.
- Der Betroffene kann sich entlasten, Klarheit schaffen, Maßnahmen treffen und ein längerfristiges Hilfs- und Therapieprogramm ansteuern.

*Positiver Leitsatz:*
*Meine Kreativität ist grenzenlos; alles, was ich brauche, ist schon in mir vorhanden.*

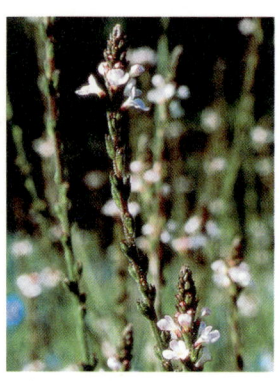

# Vervain (Eisenkraut)

**Anwendungsbereich:**
Die Begeisterung und der Übereifer, mit dem Ideen und Vorstellungen durchgesetzt werden, führen zum Kräfteverzehr und überstarken Spannungen.

**Körperlicher Ausdruck:**
- **Neigung zu Haarausfall.**
- **Schuppenflechte (Psoriasis vulgaris).**
- Fehlerhafte Blutzusammensetzung.
- Starke Gelenkbeschwerden.
- Starkes Durstgefühl.
- Nervenübererregung.
- Dünndarmbeschwerden mit wässrigen Durchfällen.
- Dunkle Augenringe und Schwellungen unter den Augen (Tränensäcke).

**Seelischer Ausdruck:**
- Perfektionismus als Ausdruck des hohen Ich-Ideals.
- Hohes Anspruchsniveau und ständiges Schwanken zwischen Größenphantasien und Minderwertigkeitsgefühlen.
- Konzentration seelischen Interesses auf sich selbst.
- Verleugnung der eigenen Mängel und Selbstidealisierung.
- Typus des Narzissten und Fanatikers.

**Konfliktlösung bei Einnahme:**
- Wunsch nach Berührung und Geborgenheit wird bewusst wahrgenommen und muss nicht mehr verdrängt werden.
- Eigene, menschliche Entwicklungsschritte kommen bei konfliktaufdeckender Arbeit (z. B. in einer Psychotherapie) in Gang.

*Positiver Leitsatz:*
*Mein Körper ist in jeder Situation entspannt und ruhig.*

# Vine (Weinrebe)

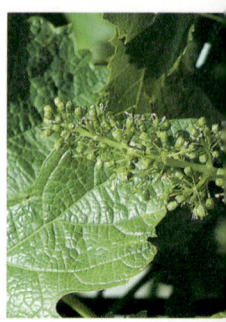

**Anwendungsbereich:**
**Scheinbare** Selbstsicherheit und Durchsetzungskraft, die sich bis zur Rücksichtslosigkeit steigern kann.

**Körperlicher Ausdruck:**
- Hungergefühl in Verbindung mit großer Nervosität.
- Schwindelanfälle nach dem Essen.
- Schmerzen in der Leibesmitte.
- Völlegefühl und Auftreibung in diesem Bereich.
- Gespannter Bauch mit häufigem Aufstoßen.
- Kalte Hände und Füße.
- Vermehrtes Niesen und Verspannung in der Kiefermuskulatur.

**Seelischer Ausdruck:**
- Übertrieben gesteigerter Antrieb und Ideenflucht.
- Selbstverherrlichung bzw. Selbstüberhöhung.
- Extreme Extraversion mit Neigung zum Größenwahn und/oder Dominanzanspruch.
- Nicht zu bändigender Bewegungsdrang; auch bei Kindern.
- Neigung zu Spielsucht (Gewinnen bekommt den Charakter einer Allmachtsfunktion).
- Multiple seelische Abwehrmechanismen.
- Typus des rücksichtslosen Feldherrn.

**Konfliktlösung bei Einnahme:**
- Förderung der geistigen Beweglichkeit und Erkenntnisfähigkeit.
- Lockerung starker Prinzipien und dogmatischer Denkinhalte.
- Entwicklung der Fähigkeit einer entspannten, flexiblen Lebensgestaltung.

*Positiver Leitsatz:*
*Abstand schafft Weitsicht; auch auf den hinteren Plätzen sieht man das Spiel.*

# Walnut (Walnuss)

**Anwendungsbereich:**
Wankelmütigkeit und Umstellungsschwierig-
keiten bei allen größeren Veränderungen wie
Umzug, Berufswechsel, Schwangerschaft, Pen-
sionierung usw.

**Körperlicher Ausdruck:**
- **Lymphstauungen.**
- **Hautunreinheiten bis hin zu schweren
  Akneformen.**
- Hitzewallungen und Schweißausbrüche.
- Schwindel und Übelkeitsgefühle.
- Unerklärliche Kopfschmerzen.

**Seelischer
Ausdruck:**

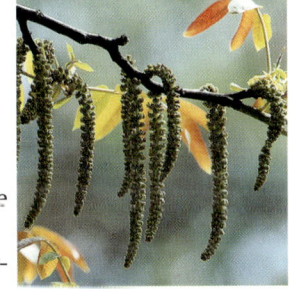

- Verunsicherung
  des Selbstwert-
  gefühls.
- Ängstliche
  Erwartungen.
- Hypochondrische
  Überbewertung
  einzelner Körper-
  funktionen.
- Depressive Verstimmungszustände.
- Zwangsgrübeln und unangebrachtes
  Zweifeln.
- Schuldgefühle, abgewehrt durch Perfektio-
  nismus.
- Typus des Unentschlossenen, Gutgläubigen
  oder des zu Vertrauensseligen.

**Konfliktlösung bei Einnahme:**
- Steigerung der Abwehrkraft und inneren
  Stabilität.
- Realisierung der eigenen Lebenskonzepte.
- Fähigkeit, alte Gewohnheiten aufzugeben.

*Positiver Leitsatz:*
*Ich gestalte mein Leben nach meinen Vorstel-
lungen.*

# Water Violet (Sumpf-wasserfeder)

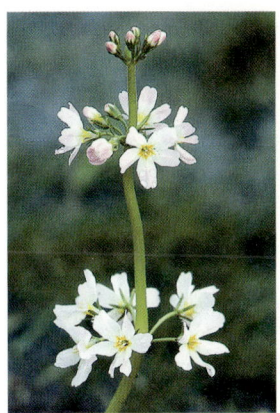

**Anwendungsbereich:**
Hinter der Fassade von
Überlegenheit und Tole-
ranz verstecken diese Personen im verzerrten
Zustand häufig Arroganz
und Stolz.

**Körperlicher Ausdruck:**
- Schmerzen der Halswirbelsäule.
- Nackensteifigkeit.
- Zwangsstörungen (Zwangsneurosen).
- Diffuse Schmerzen in allen Gliedmaßen.
- Schweißlosigkeit auch bei Fieber.
- Nächtliche Schreianfälle bei Kleinkindern.

**Seelischer Ausdruck:**
- Arrogante Verachtung gegenüber der
  Umwelt. Die eigene Person wird überhöht,
  dadurch oft Einsamkeit und Kontakt-
  schwierigkeiten.
- Stolz als Selbstinszenierung.
- Die Anmaßung hat ihren Ursprung in einem
  Mangel an Achtung und Selbsterkenntnis.
- Dies ist oft der Ausdruck eines ichbezogenen
  Willens, der keine fremde Macht und außer
  den eigenen Impulsen kein Gesetz anerkennt.
- Einzelgänger und Außenseiter.
- Unfähigkeit zur Demut.
- Typus des arroganten Schnösels.

**Konfliktlösung bei Einnahme:**
- Kontaktschwierigkeiten können langsam
  abgebaut werden.
- Man findet wieder Interesse an Menschen.

*Positiver Leitsatz:*
*Auch wenn ich um Hilfe bitte, bin ich
liebenswert. Kontakt erweitert meinen
Horizont und bringt mich in die Fülle des
Lebens.*

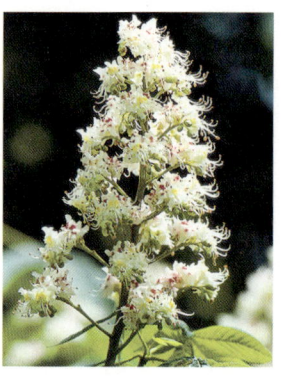

# White Chestnut (Roßkastanie oder Weiße Kastanie)

**Anwendungsbereich:**
Unaufhörlicher Denkzwang, der zu endlosen, inneren Dialogen führt, wobei bestimmte Probleme sich immer wieder ins Gedächtnis schieben.

**Körperlicher Ausdruck:**
- **Lymphknotenschwellungen im unteren Halsbereich.**
- Extreme Schlafstörungen.
- Kopf- und Augenschmerzen, Nackensteife.
- Konzentrationsprobleme, Vergesslichkeit.
- Lähmungsempfindungen in den Armen und Beinen.
- Zitternde Hände, verspannte Ellenbogen.

**Seelischer Ausdruck:**
- Angst, Depression und angespannte Unruhe.
- Angst vor Kontrollverlust.
- Evtl. Trennungsaggression, wenn Jugendliche sich von den Eltern abnabeln.
- Konflikthafte Rivalitäts- und Neidimpulse, die häufig auch verdrängt werden.
- Angst nicht mehr zu erwachen.
- Typus des Kopflastigen.

**Konfliktlösung bei Einnahme:**
- Entwicklung einer heiteren, entspannten Lebenseinstellung.
- Zielstrebige und konsequente Handlungen werden wieder möglich.
- Förderung der persönlichen Integrität.

*Positiver Leitsatz:*
*Harmonie erfüllt mich; dies bringt meinen Gedanken Ruhe und Frieden.*

# Wild Oat (Waldtrespe)

**Anwendungsbereich:**
Die als quälend empfundenen Fragen nach dem Lebensziel oder -sinn drängen sich immer wieder auf.

**Körperlicher Ausdruck:**
- Gefühl der Kälte im Bauch.
- Essunlust.
- Keuchatmung bei Anstrengung.
- Wechsel von Frieren und Schwitzen.
- Schwäche oder Erschöpfung des zentralen Nervensystems durch Überarbeitung.
- Beklemmungsgefühle in der Brust.
- Spannungslosigkeit aller Gelenke.
- Schwellung der Brustdrüsen.

**Seelischer Ausdruck:**

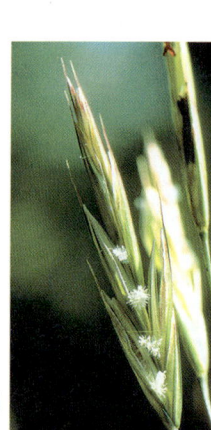

- Erschöpfung durch neurotische Lebensweise.
- Eigene seelische Grenzen werden geleugnet oder nicht beachtet.
- Schwierigkeit beim Aufbau emotionaler Bindungen zu anderen Menschen.
- Schwierigkeiten sich zu entscheiden (Berufswahl etc.).
- Typus des ewigen Studenten.

**Konfliktlösung bei Einnahme:**
- Möglichkeit zur Selbstfindung mit der Entwicklung von echten Gefühlen.
- Entwicklung einer Frustrationstoleranz.
- Eigene Grenzen können wieder akzeptiert werden.

*Positiver Leitsatz:*
*Meine Gefühle sind wertvoll und finden immer mehr und mehr Beachtung.*

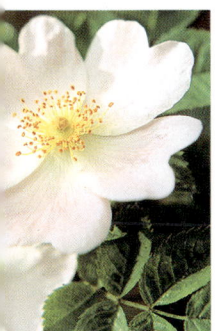

# Wild Rose (Heckenrose)

**Anwendungsbereich:**
Innere Kapitulation führt zur völligen Resignation und Teilnahmslosigkeit; oft nur in bestimmten Lebensbereichen.

**Körperlicher Ausdruck:**
- **Übermäßiges Schwitzen, besonders an Händen und Füßen.**
- Gesichtsnervenlähmungen.
- Halbseitige Lähmung nach Schlaganfall.
- Hüft- und Kniegelenksarthrose.
- Extrem niedriger Blutdruck.
- Starke Müdigkeit und extreme Antriebsschwäche.
- Autoaggressionskrankheiten, z. B. des rheumatischen Formenkreises.
- Wiederkehrende Muskelschmerzen.

**Seelischer Ausdruck:**
- Abgewehrte Aggressionen und feindliche Gefühle.
- Selbstaufopferung, unterwürfige Haltung.
- Konflikt zwischen Hingabe und Standfestigkeit.
- Depressionen mit starken Schuldgefühlen.
- Schuldhafte Fixierung an die Eltern.
- Typus des zur Salzsäule Erstarrten.

**Konfliktlösung bei Einnahme:**
- Eigene Trauerarbeit kann geleistet werden.
- Neuer Ausdruck eigener Gefühle, auch der aggressiven Impulse.
- Analytisch-psychotherapeutische Verfahren stützen die Persönlichkeitsarbeit, um ein gesundes Selbstwertgefühl zu erlangen.

*...tiver Leitsatz:*
*...e Gedanken formen meinen Körper und*
*...ffne ihn für heilende Kräfte.*

# Willow (Gelbe Weide)

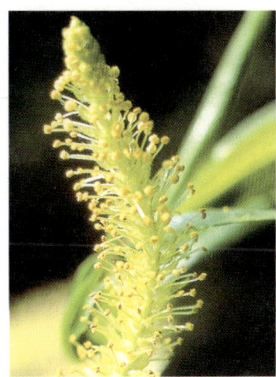

**Anwendungsbereich:**
Verbitterung und Groll, auch auf die menschliche Gesellschaft, da man sich unverstanden und unrecht behandelt fühlt.

**Körperlicher Ausdruck:**
- **Mundwinkeleinrisse (Rhagaden).**
- **Diffus gerötete Haut im Mundbereich.**
- **Neigung zur klassischen Rosazea.**
- **Herpesbläschen auf den Lippen.**
- Scheinbar unerklärliche fieberhafte Erkrankungen.
- Schmerzen im Brustbereich.

**Seelischer Ausdruck:**
- Rückzug aus der fordernden Welt der Intimbeziehungen.
- Beschwerden schützen vor Enttäuschungen.
- Gefühl von Minderwertigkeit und Hässlichkeit.
- Kontaktstörungen zu Mitmenschen.
- Erhöhte Anpassungsbemühungen durch Sichfügen oder Sichunterordnen in Beziehungen.
- Typus des komischen Kauzes.

**Konfliktlösung bei Einnahme:**
- Abgewehrte Zärtlichkeits- und Liebesbedürfnisse kommen zum Ausdruck.
- Eigene Wünsche können vor allem innerhalb von Partnerschaften besser dargestellt werden.
- Hinwendung zur eigenen inneren Schönheitspflege.

*Positiver Leitsatz:*
*Ich achte mich und meine Mitmenschen und bekomme soviel Aufmerksamkeit, wie ich brauche.*

# Psychodynamik von Krankheiten

Der Mensch ist als soziales Wesen auf Kommunikation, die sich auf Erkenntnis und Liebesfähigkeit gründet, angewiesen. Gelingt diese, kommen vier **Lebensbereiche** zur Entfaltung: Leistungsbereitschaft, Kontaktbereitschaft, optimaler Einsatz von Körper, Sinnen und Phantasie. Um z.B. in unserer heutigen Arbeitswelt bestehen zu können, bedarf es einer Wechselwirkung dieser vier Bereiche.

So brauchen Sie für Ihre Tätigkeit nicht nur Leistungsbereitschaft, sondern gleichzeitig sind auch Kontaktfähigkeit, Einsatzbereitschaft von Körper und Sinnen, sowie eine gehörige Portion Phantasie gefragt. Ihren Kunden ergeht es, wollen diese erfolgreich sein, ebenso.

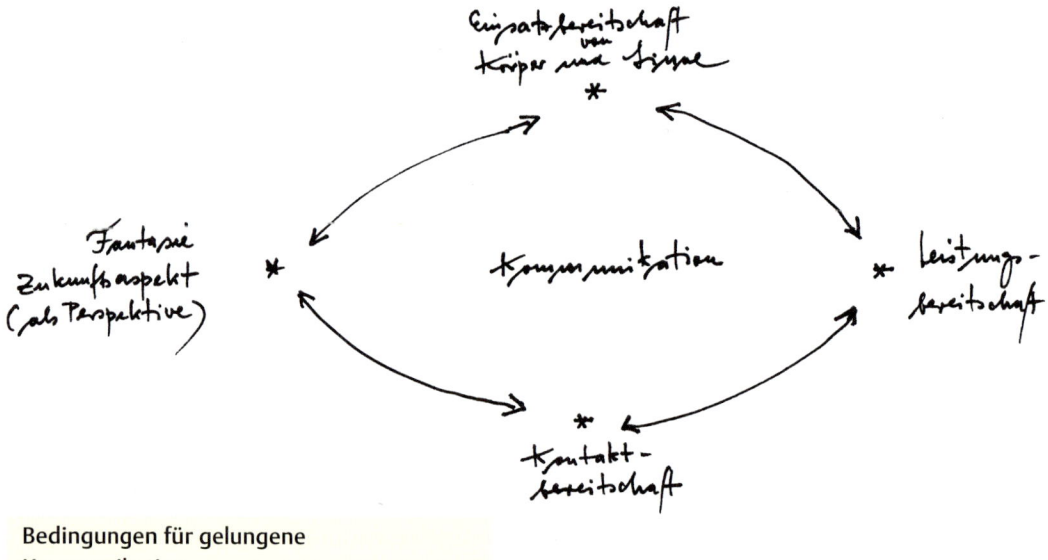

**Bedingungen für gelungene Kommunikation**

Gelingt jedoch diese Kommunikation nicht, weil einer oder mehrere der vier Teilaspekte aus unterschiedlichen Gründen nicht zum Einsatz kommen, entstehen Konflikte, die zu jeweiligen **Fluchttendenzen** führen.

So können Schlafstörungen, Appetitlosigkeit, Organbeschwerden und Vitalitätsverlust u.ä.m. Ausdruck von Fluchttendenzen von Körper und Sinnen sein, genau wie Denk- und Intelligenzstörungen, Konzentrations- und Entscheidungsschwäche, Grübeln usw. dies bei Leistungswiderstand zeigen. Flucht vor Kontaktbereitschaft wiederum drückt sich in Vorurteilen, Hass- und Schuldgefühlen, Fanatismus und Hang zur Einseitigkeit aus; Flucht vor Phantasie dagegen in Zwangsvorstellungen, Beziehungs- und Verfolgungswahn und Realitätsfremdheit.

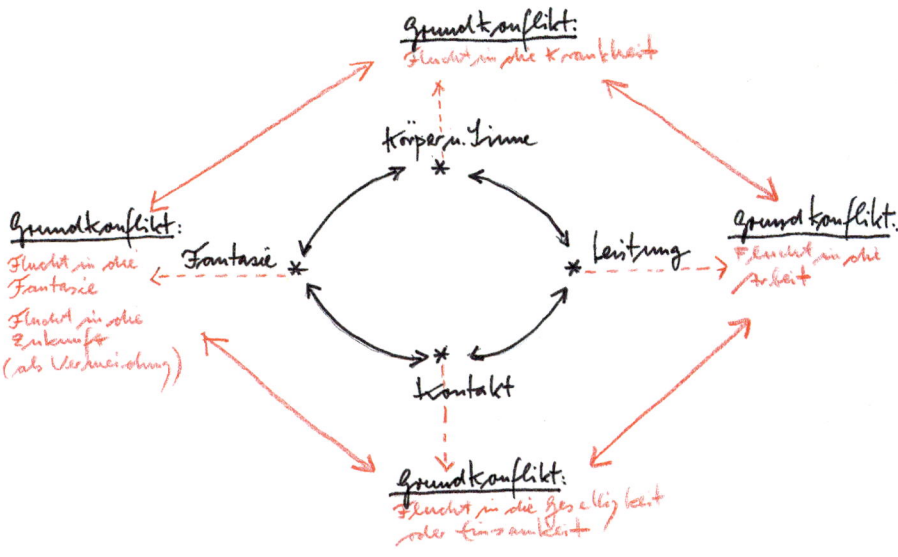

**Grundkonflikte**

Diese Fluchten bewirken nun bestimmte **Grundkonflikte**, die starke Emotionen auslösen. Wenn diese in ihrer Entfaltung oder in ihrem Ausdruck gehindert werden, entstehen durchgreifende Spannungszustände, die man als **Kompensationszustände** beschreiben könnte. Wird also ein Grundkonflikt nicht gelöst, geht die Krankheitsdynamik in einen Kompensationszustand über; wird dieser wiederum nicht gelöst, gerät man letztlich in einen Zustand der **Dekompensation**.

Man kann also von einem zwangsläufigen Krankheitsverlauf (wir sprechen von einer Krankheitsschiene) ausgehen.

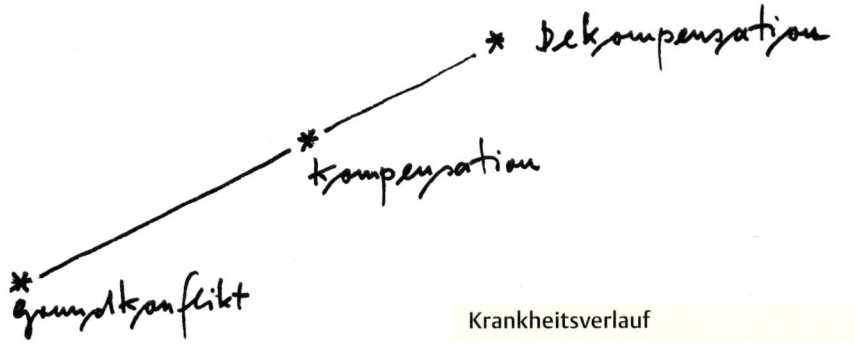

**Krankheitsverlauf**

Jeder Krankheit liegt also ein Grundkonflikt zugrunde; wird dieser nicht erkannt und behandelt, kompensiert der Kranke. Findet auch dieser Zustand keine Aufmerksamkeit, versucht man, die Krankheit letztlich durch Dekompensation in den Griff zu bekommen.

Diese Verlaufszustände von Grundkonflikt, Kompensation und Dekompensation sind in der Bachblüten-Arbeit von größter Wichtigkeit, sagen sie doch aus, dass Krankheit immer eine Geschichte hat, die es gilt, in der **richtigen Reihenfolge** zu erkennen.

Dies ist insofern bedeutend, weil der **Heilungsverlauf** in der **umgekehrten Reihenfolge** verläuft wie der Krankheitsverlauf.

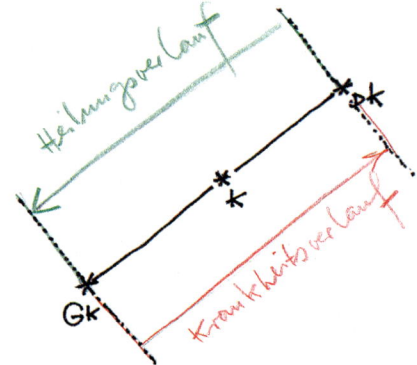

**Krankheits- und Heilungsverlauf**

# Beispiel: Grundkonflikt – Kompensation – Dekompensation

Eine Kundin fällt durch die Führerscheinprüfung. Sie ist entmutigt, hat Selbstzweifel, quält sich mit Versagensängsten. Dies stellt ihren **Grundkonflikt** dar. Dieser Zustand wird bei **Gentian** beschrieben. Da dieser Zustand erst einmal nicht erkannt wird, reagiert die Kundin mit einer **Kompensation**. Sie sucht die Schuld bei anderen, sie hegt inneren Groll gegen die Außenwelt, ihr Denken kreist vorwiegend um negative Inhalte. Diesen Zustand findet man bei den Bachblüten-Beschreibungen unter **Willow**.

Gehen wir einmal davon aus, auch dies wurde nicht erkannt, so drückt sich der ursprüngliche Kummer Ihrer Kundin über die nichtbestandene Prüfung nun dahingehend aus, dass Ihnen die Kundin apathisch, resigniert und ohne jede Lebensfreude entgegentritt. Sie ist mit ihrem Zustand in die **Dekompensation** gegangen. Sie ziehen die Bachblüten-Beschreibungen zu Rate und finden passend zum Ausdruck Ihrer Kundin **Wild Rose**.

Da Sie wissen, dass der Heilungsverlauf in der Bachblüten-Arbeit in umgekehrter Richtung des Krankheitsverlaufes wirkt, haben Sie nun eine klare **Bachblüten-Schiene** erkannt, mit der behandelt werden muss, wenn der Konflikt bis zu seinem Ursprung geheilt werden soll.

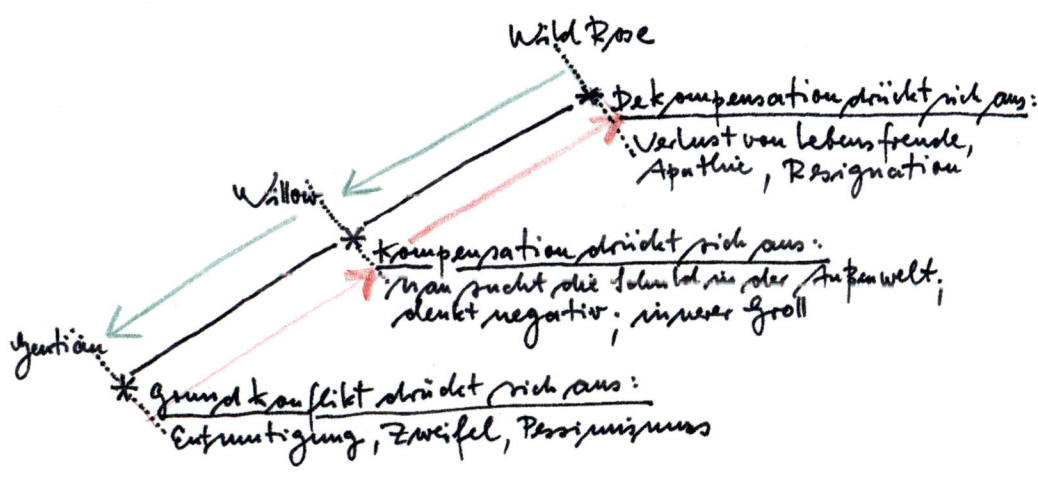

**Durchgängige Bachblüten-Schiene**

## Schiene: Zuerst kommt Wild Rose, dann Willow, zuletzt erst Gentian

Wenn wir den Krankheitsverlauf der geschilderten Kundin noch einmal rekapitulieren, stellen wir fest, dass ihr Grundkonflikt als Flucht in die Einsamkeit (siehe dazu Abb.) erkannt werden kann. Dieser Grundkonflikt kann sich nun, da er sich unterschiedlich darstellt, in drei Bachblüten-Schienen ausdrücken. Dies trifft jeweils für alle Grundkonflikte zu.

### Grundkonflikt: Flucht in die Krankheit

1. Schiene: Scleranthus – Rock Water – Crab Apple
2. Schiene: Centaury – Holly – Pine
3. Schiene: Rock Rose – Agrimony – Cherry Plum

### Grundkonflikt: Flucht in die Arbeit

1. Schiene: Impatiens – Olive – Oak
2. Schiene: Chicory – Red Chestnut – Honeysuckle
3. Schiene: Cerato – Vine – Wild Oat

### Grundkonflikt: Flucht in die Geselligkeit oder Einsamkeit

1. Schiene: Water Violet – Chestnut Bud – Beech
2. Schiene: Gentian – Willow – Wild Rose
3. Schiene: Agrimony – Vervain – Sweet Chestnut

### Grundkonflikt: Flucht in die Phantasie oder in Zukunftserwartungen

1. Schiene: Mimulus – Heather – Mustard
2. Schiene: Clematis – Impatiens – Mustard
3. Schiene Vervain – Hornbeam – White Chestnut

An einem weiteren Beispiel will ich Ihnen zeigen, wie genau Sie bei der Arbeit mit Bachblüten vorgehen sollten, denn Ihre Kunden müssen, um geheilt zu werden, nicht unbedingt die ganze Schiene durchlaufen, wenn die Symptombeschreibungen schon auf einen Kompensationszustand hinweisen.

## Beispiel: Nur Grundkonflikt – Kompensation

Eine Kundin kommt mit Schuppenflechte, starken Gelenkbeschwerden und Haarausfall in Ihr Institut. Sie erkennen die Bachblüten-Schiene Agrimony – Vervain – Sweet Chestnut als zutreffend, merken aber, dass die Symptombeschreibung auf den **Kompensationszustand Vervain** zutrifft. Da Sie wissen, dass der Heilungsverlauf immer in Richtung Grundkonflikt verläuft, können Sie den Dekompensationszustand (Sweet Chestnut) vernachlässigen. Die verkürzte Behandlungsschiene heißt jetzt Kompensation (Vervain), Grundkonflikt (Agrimony).

**Bachblüten-Schiene mit nur Kompensation und Grundkonflikt**

Des Weiteren kann es sogar sein, dass letztlich nur eine Bachblüten-Gabe erforderlich ist, nämlich dann, wenn bei der Symptomanalyse lediglich der Grundkonflikt beschrieben wird.

# Beispiel:
# Nur Grundkonflikt

Ein Kunde beschreibt Ihnen während einer Gesichtsmassage, dass er sich in seinem Beruf nicht durchsetzen kann. Seine Sekretärin tanzt ihm auf dem Kopf herum und einige seiner Untergebenen akzeptieren zwar seine fachlichen Fähigkeiten, weniger aber seine Führungs-

kraft. Des Weiteren schildert er nebenbei, dass ihn schon als Kind niemand ernst nahm und er sich deshalb in eine Phantasiewelt flüchtete, indem er z.B. viele Abenteuerbücher las und eine richtige Leseratte war. Sport interessierte ihn kaum. Außerdem klagt er über Energielosigkeit und unangemessene Müdigkeit. In Ihren Bachblüten-Beschreibungen finden Sie Centaury. In den Bachblüten-Schienen zeigt sich Centaury als Grundkonflikt. Da Sie ja wissen, dass der Gesundungsverlauf von Dekompensation über Kompensation zum Grundkonflikt verläuft, können Sie in diesem Fall auf die Dekompensationsblüte Pine sowie die Kompensationsblüte Holly verzichten und setzen lediglich die Grundkonfliktblüte Centaury ein.

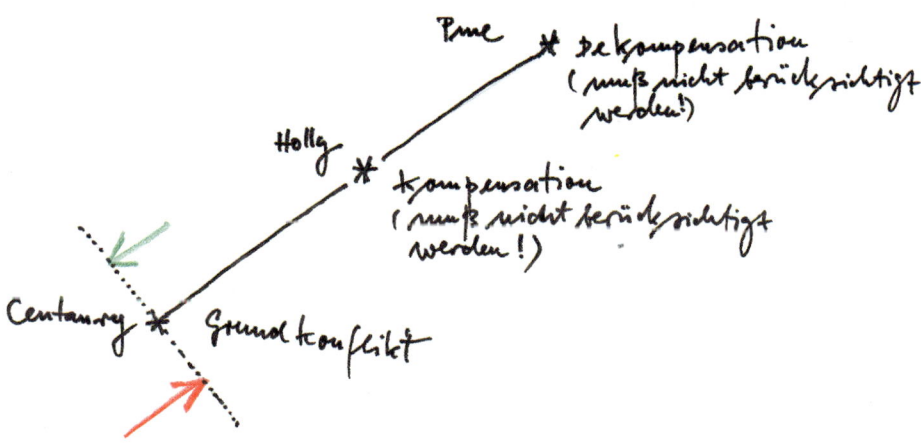

**Bachblüten-Schiene mit nur Grundkonflikt**

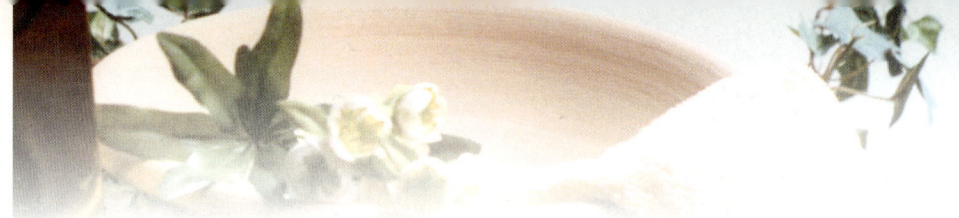

# Schönheit durch Bachblüten-Kosmetik

## Unsere Haut

Die Haut besteht aus drei Schichten: der Oberhaut, der Lederhaut und dem Unterhautfettgewebe.

Die **Oberhaut** ist der eigentliche, physiologisch wichtige Teil der Haut, und die wesentlichste Schicht setzt sich aus der Basalmembran und der Keimschicht mit Melaninpigmenten zusammen. Das Pigment, das in erster Linie dem Schutz vor ultravioletten Strahlen dient, wird von den Basalzellen aus nach oben bis in die Hornschicht abgeführt und ist in verschiedenen Körpergegenden verschieden stark entwickelt (z. B. Brustwarzen). Man findet in der Basalzellschicht Zellteilungen, da sich die Zellen ständig umwandeln und wahrscheinlich eine Lebensdauer von 10 bis 12 Tagen haben. Wenn die Zellen der Basalschicht in höhere Schichten der Oberhaut geraten, verlieren sie zunehmend ihren ursprünglichen Zellcharakter. Sie verhornen, bilden fettartige Substanzen und werden für Wasser undurchdringlich. Es gibt in der Oberhaut keine Blutgefäße, die Ernährung vollzieht sich durch Austauschprozesse (Diffusion) aus der Lederhaut.

Die **Lederhaut** ist stark mit der Oberhaut verbunden und besteht aus Bindegewebe und elastischen Fasern mit Blut- und Lymphgefäßen, Nerven sowie glatter Muskulatur. Durch gewisse Anordnungen entstehen die auf der Oberhaut sichtbaren Felder und Spaltungen der Haut. Hier liegen auch Schweiß- und Talgdrüsen, die bei Talgüberproduktion zur fettig glänzenden Haut führen können. Bei spärlicher Talg-

absonderung wird die Haut trocken und spröde. Das **Unterhautfettgewebe** bildet das Polster der Haut. Die Haut ist so lange straff und glatt wie die Fasern ihre Elastizität bewahren. Sie zu pflegen, ist Aufgabe der Kosmetik.

Die Tatsache, dass sich die Hautzellen ständig erneuern und nach oben geschoben werden, ist bei der Pflege der Haut äußerst wichtig. Wenn wir nämlich die Haut mit einer Creme massieren, stoßen wir auf schonende Weise verbrauchte Zellen weg.

## Hauttypen

**Normale Haut** sieht rosig aus, ist feinporig, glatt und hat strahlenden Glanz. Muskeln und Gewebe sind in gutem Spannungszustand.

**Trockene Haut** ist feinporig, leicht durchsichtig und empfindlich. Sie neigt früh zur Faltenbildung und sehr oft zu geplatzten Äderchen. Sie braucht fetthaltige und wasserhaltige Cremes und muss vor Klimaeinflüssen geschützt werden.

**Fette Haut** ist dicker, ihre Farbe deshalb eher gelblich. Sie ist meist großporig und neigt zu Mitesserbildung, aber weniger zu Falten.

Bei **gemischter Haut** ist die Partie um die Augen trocken, während Nase, Kinn und Stirn eher fettig und großporig sind.

Bei von **Mitessern** und **Akne** befallener Haut besteht eine Talgüberproduktion und die Anlage zur übermäßigen Verhornung der Talgdrüsenausführungsgänge. Eine wichtige Rolle spielt in der Pubertät die Wirkung der androgenen Hormone. Mitauslösend für Entzündungsprozesse wirken Bakterien, Vitamin-B-Präparate und Medikamente.

Eine Acne vulgaris tritt typischerweise während der Pubertät in Erscheinung und klingt in der Regel spätestens zum Ende des 3. Lebensjahrzehnts wieder ab. Zusätzlich zu den oben genannten Faktoren findet man bei den Betroffenen häufig Störungen im Magen-Darm-Trakt.

Bei **allergischer Haut** schwankt das Hautbild je nach Nervenempfindlichkeit. Sie ist meist trokken und neigt zu Hautreizungen.

# Natürliche Hautkosmetik

**Die Reinigung** ist unverzichtbar für eine schöne Haut. Sie entfernen Staub, Schweiß und Make-up mit einem Ihrem Hauttyp entsprechenden Präparat. Die Reinigung geht folgendermaßen vor sich: Sie drücken ein Wattepad mit frischem Wasser aus, geben Ihr Reinigungspräparat darauf und reinigen damit Gesicht und Hals mit kreisförmigen Bewegungen. Wenden Sie die Watte und wiederholen Sie dasselbe mit einem neuem Wattepad, bis keine Schmutzspuren mehr auf der Watte zu sehen sind. Auf ein mit Wasser angefeuchtetes Wattepad geben Sie Kräutertonic und reinigen mit denselben kreisenden Bewegungen nach, wenden Sie die Watte und wiederholen Sie dasselbe mit einem neuem Wattepad. Jetzt ist die Haut sauber und gut vorbereitet für die Aufnahme der Bachblüten-Creme.

**Nähren:** Tragen Sie mit der Hand die Ihrer Haut entsprechende Bachblüten-Creme auf das Gesicht und den Hals auf. Massieren Sie leicht mit kreisenden Bewegungen während 3 bis 5 Minuten. Beim Massieren darf die Haut nicht verzerrt werden. Die Creme 10 bis 20 Minuten wirken lassen, Rest der Bachblüten-Creme und verbrauchte Hautzellen mit Gesichtstüchlein abwischen.

Die moderne Kosmetik vertritt den Standpunkt, die Haut während der Nacht nicht mit Pflegemitteln zu belasten, außer mit leichten Ölen oder Cremes, die sofort von der Haut aufgesogen werden.

**Anregen:** Zur Morgenpflege genügt ein Wattepad. Mit Ihrem Reinigungsprodukt mit kreisenden Bewegungen reinigen. Sodann trockene Watte mit Gesichtswasser begießen und damit Gesicht und Hals abreiben, Watte zusammenfalten und damit Gesicht und Hals leicht abklopfen und dadurch anregen. Bachblüten-Creme als Tagescreme auftragen, mit Gesichtstüchlein überschüssige Creme entfernen.

Wie Sie Reinigungs- und Pflegepräparate für die verschiedenen Hauttypen selbst herstellen können, steht auf S. 68 bis 74.

# Gesichtsmassage-Techniken

## Selbstmassage-Übungen

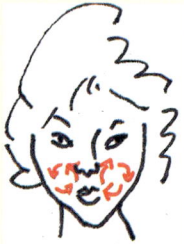 Kaumuskel mit drei Fingern drücken, loslassen, einige Male wiederholen. In kreisförmigen Bewegungen Wangen massieren.

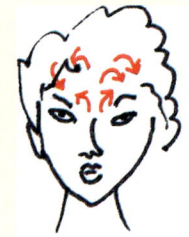 Stirn massieren, mit kreisender Bewegung von unten nach oben.

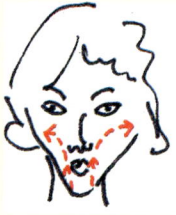 Mund zu einem »O« formen, mit zwei Fingern der Mundfalte folgend nach oben bis Nasenmitte und über die Wangen leicht massieren.

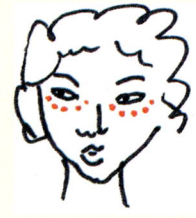 Rund um die Augen mit zwei Fingern sehr leicht klopfen.

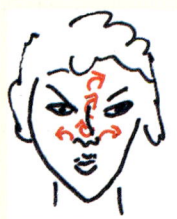 Mit zwei Fingern Nasenflügel rund massieren, Nasenbein in kreisförmigen Bewegungen.

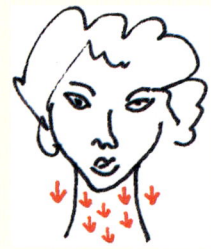 Hals massieren, mit allen Fingern von oben nach unten.

# Fremdmassage-Übung

Diese Massage sollte zugleich sanft und fest durchgeführt werden. Von der Mitte der Stirn beginnend, wird gleichmäßig zu den Schläfen und weiter zum Hals gearbeitet.

Legen Sie zu Beginn die Fingerspitzen beider Hände auf die Stirn Ihrer Kundin und streichen Sie dann in der vorgegebenen Pfeilrichtung die Stirn aus. An den in der Abbildung mit einem Punkt angegebenen Stellen erhöhen Sie jeweils

mit einzelnen Fingern den Druck für etwa 5 Sekunden und führen so eine Akupressur aus (an der Schläfe verwenden Sie dafür z.B. die Daumen).

Augenbrauen, Ohren und Kinn werden zwischen die Finger genommen und sorgfältig ausgestrichen. Für die Punkte zwischen Augenbraue und um die Nase herum eignet sich am besten der Mittelfinger. Liegen Akupressurpunkte spiegelbildlich auf beiden Gesichtshälften, sollten diese gleichzeitig stimuliert werden.

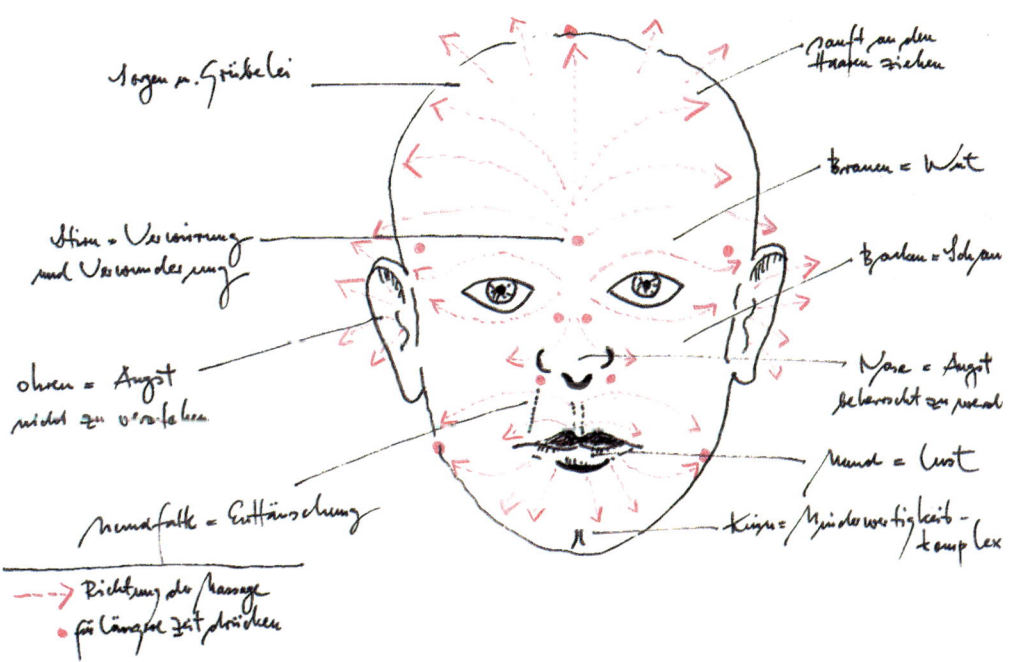

**Emotionaler Ausdruck einzelner Gesichtsregionen**

→ Richtung der Massage
● an diesen Stellen ca. 5 Sekunden Druck ausüben

Seien Sie nicht überrascht, wenn aufgrund der Massage seelische und auch körperliche Reaktionen erfolgen, denn seelische Spannungen im Alltag manifestieren sich oft in unserem Körper. So müssen wir oft »die Zähne zusammenbeißen« oder manche Wut und Trauer »hinunterschlucken«. Nach Alexander Lowen sitzen z.B. in

den Kiefern die gleichen Emotionen wie im Bekken: Wut und Aggression. Die Kiefer drücken also wie das Becken (in seiner sexuellen Rolle) Selbstbehauptung aus. Entsprechend sagt Lowen, dass die Kiefer »das Becken des Gesichtes« sind. Das Gleiche gilt für andere Entsprechungszonen.

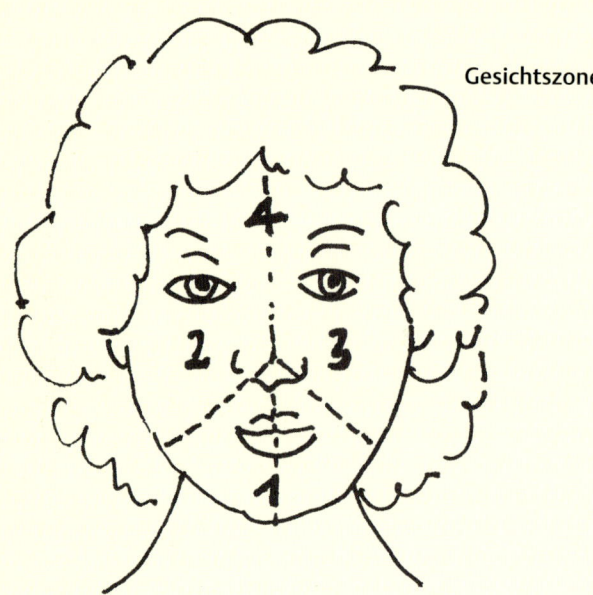

Gesichtszonen

| **Gesichtszone** | **Entsprechender Körperteil** |
|---|---|

**Zone 1**
Kiefer
Mund und Lippen
Rinne zwischen Nase und Oberlippe
Kinn

Becken
Genitalien und Anus
Unterhalb der Genitalien: Innenseite der
Oberschenkel
Fußgelenke, Füße

**Zone 2**
Rechte Augenbraue und Auge

Rechte Schulter, Arm und Hand

**Zone 3**
Linke Augenbraue und Auge

Linke Schulter, Arm und Hand

**Zone 4**
Stirn, zwischen und oberhalb der Brauen

Kopf: Hirn,
Zirbeldrüse

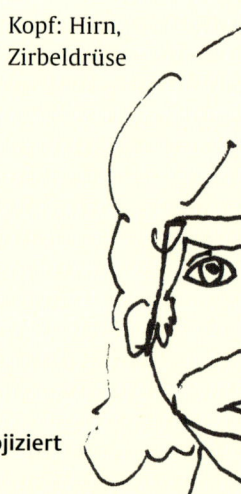

Körperzonen, ins Gesicht projiziert

# Praktische Anwendung der Bachblüten

Bei Ihrer Arbeit mit den Bachblüten stellt sich die Frage, nach welchen Kriterien Sie die erforderlichen Blüten einsetzen wollen: innerlich, äußerlich, als Mischung oder als Monopräparat.

Grundsätzlich müssen wir entscheiden, ob unsere Interventionen der vorbeugenden Schönheitspflege oder einem Hautproblem gelten sollen. Es ist naheliegend, dass bei einer Hautauffälligkeit eine größere Sorgfalt in der Diagnostik notwendig ist und daher die nachfolgend beschriebenen Diagnosemittel wie Einzelbeschreibung der Bachblüten, Hautzonendiagnostik, Fragebogen Ihnen bei Ihrer Auswahl Sicherheit geben sollen.

## Innerliche Anwendung

### Monopräparat

Mittels Fragebogen (s. S. 91) wird das Konstitutionsmittel (jene Blüte mit der meisten Punktzahl) gefunden; wobei das Kundenprotokoll (s. S. 85) mit einbezogen werden soll.

Die Anwendungsdauer beträgt 1 bis 2 Monate.

### Mischung

Kommen aufgrund des Fragebogens mehrere Bachblüten zum Einsatz, kann man sich an der Schienenzugehörigkeit orientieren (siehe dazu S. 86).

Die Anwendungsdauer beträgt ebenfalls 1 bis 2 Monate.

## Äußerliche Anwendung

Zwei Behandlungskriterien stehen im Vordergrund:
- Welches spezielle Hautproblem besteht?
- Welche Hautzonen sind betroffen?

In der Einzelbeschreibung der Bachblüten (s. S. 37 ff.) finden Sie bestimmte Hautprobleme beschrieben, die dann im Kapitel über Bachblüten-Kosmetik zum Selbermachen (s. S. 68 ff.) Anwendung finden. An gleicher Stelle sind auch Anwendungsdauer und -form genau dargelegt.

Bei der Hautzonendiagnostik (s. S. 114) jedoch werden die für Hautzonen relevanten Bachblüten äußerlich direkt als Verdünnung (s. S. 82 ff.) oder in Form von Cremes so lange aufgetragen, bis die Irritation verschwunden ist.

## Kombination von innerlicher und äußerlicher Anwendung

Decken sich Einzelmittelbeschreibung, Hautzonendiagnostik und Fragebogen, dann können die gefundenen Bachblüten äußerlich und innerlich zur Anwendung kommen.

# Bachblüten-Kosmetik zum Selbermachen

Im folgenden finden Sie Rezepte, nach denen Sie verschiedene Kosmetikpräparate mit Bachblüten für die Bedürfnisse der unterschiedlichen Hauttypen herstellen können.

---

*Wichtige Hinweise*

- Die Mengenangabe für die Bachblüten-Tropfen bezieht sich immer auf die Grundsubstanz der Stockbottle (Vorratsflasche).
- Die Nährcremes müssen immer im Kühlschrank aufbewahrt werden.
- Die Reinigungsmilch kann morgens und abends zur Anwendung kommen.
- Viele der genannten Nährcremes müssen nicht mehr abgewaschen werden, da die Haut sie völlig aufsaugt. Überschüssige Fettreste entfernt man am besten mit einem weichen Papiertuch, so dass die Poren nicht verstopfen.
- Die Cremes sollten stets frisch hergestellt werden und sind im Kühlschrank bis zu einer Woche haltbar.

---

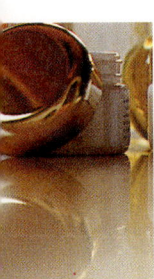

# Behandlungsplan für normale Haut

## Vorpflege

**Reinigung mit Gurkenmilch**

Zutaten:  2–3 Scheiben grüne Schlangen-
gurke
1 Teel. Buttermilch
1 Spritzer Obstessig
1 Tr. Reinigungsblüte: Crab Apple

Zubereitung: Die Gurke waschen und die
ungeschälten Scheiben im Mixer
pürieren. Mit Buttermilch und
Obstessig gründlich verrühren.
Als letzte Zugabe 1 Tropfen
Crab Apple aus der Stockbottle
(Vorratsflasche, s. S. 29).

## Hauptpflege

**Gesichtsmaske mit Eigelb und Weizenkleie**

Zutaten:  1 Eigelb
1 Teel. Weizenkleie
1 Teel. Hefe
2 Essl. Weizenkeimöl
1 Tr.  Regenerationsblüte:
Impatiens

Zubereitung: Das Weizenkeimöl tropfenweise
mit dem Eigelb glattrühren. Die
zerbröckelte Hefe und dann die
Weizenkeime darunterrühren.
1 Tr. Impatiens aus der Stockbottle zugeben. Die Maske
15 Minuten wirken lassen.
Mit warmen Wasser abwaschen.

## Nachpflege

**Nährcreme mit Weizenkeimöl**

Zutaten:  1 frisches Landei
2 Essl. Weizenkeimöl
1 Spritzer Zitronensaft
1 Tr. Nährblüte: Red Chestnut

Zubereitung: Das Weizenkeimöl tropfenweise
mit dem Ei verrühren. Dann
1 Spritzer Zitronensaft und 1 Tr.
Red Chestnut aus der Stockbottle
zugeben.

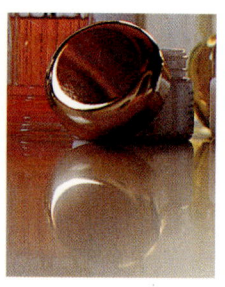

# Behandlungsplan für fette, großporige Haut

## Vorpflege

**Reinigung mit Apfelessig**

**Zutaten:**     2 Teel. stilles Mineralwasser
2 Teel. Apfelessig
1 Tr. Reinigungsblüte: Walnut

**Zubereitung:** Zutaten miteinander vermischen.

## Hauptpflege

**Gesichtsmaske mit Kiesel- und Heilerde**

**Zutaten:**     1/2 Essl. Kieselerde
1/2 Essl. Heilerde
Rosmarin- oder Fencheltee
1 Tr. Regenerationsblüte: Vervain

**Zubereitung:** Alle Zutaten zu einen Brei verrühren und mit einem Pinsel auftragen. 15 Minuten wirken lassen, mit Kräutertee abwaschen.

## Alternative

**Gesichtsmaske mit Mandelkleie**

**Zutaten:**     1 Eiweiß
5 Tr. Zitronensaft oder Obstessig
1 Teel. Mandelkleie
1 Tr. Regenerationsblüte:
Wild Rose

**Zubereitung:** Das Eiweiß zu Schnee schlagen und mit Zitronensaft bzw. Apfelessig und der Mandelkleie sowie 1 Tr. Wild Rose anrühren. Mit Pinsel auftragen, 15 Minuten wirken lassen, mit lauwarmem Wasser abwaschen.

## Nachpflege

**Nährcreme mit Joghurt**

**Zutaten:**     2 Teel. naturreiner Joghurt
1 Eiweiß
3 Spritzer Obstessig
1 Tr. Nährblüte: Larch

**Zubereitung:** Eiweiß zu Schnee schlagen und dann mit den anderen Zutaten vermischen.

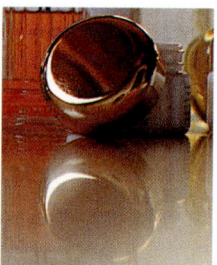

# Behandlungsplan für gemischte Haut

## Vorpflege

**Reinigung mit Bierhefeflockenmilch**

**Zutaten:**     3 Teel. Buttermilch
1 Essl. Bierhefeflocken
1 Spritzer Zitronensaft
1 Tr. Reinigungsblüte: Mimulus

**Zubereitung:** Alle Zutaten in einer kleinen Schale verrühren, bis sich die Flocken ganz aufgelöst haben und eine homogene Mischung entstanden ist. Bierhefeflocken bekommt man im Reformhaus.

## Hauptpflege

**Gesichtsmaske mit Weizenmehl und Salbei**

| | |
|---|---|
| Zutaten: | 1 Essl. Weizenmehl |
| | 1 Messerspitze Salbei |
| | 1 Teel. Heilerde |
| | 5 Tr. Johanniskrautöl und Lindenblütentee |
| | 1 Tr. Regenerationsblüte: Gorse |

Zubereitung: Alle Zutaten zu einem Brei vermischen, mit dem Pinsel auftragen, 20 Minuten wirken lassen, mit warmen Wasser abwaschen. Eventuell anschließend noch kalte Kompressen mit Lindenblütentee.

## Nachpflege

**Antiporencreme oder leichte Nährcreme**

Zutaten: 1 Tr. Nährblüte: Honeysuckle

Zubereitung: Der Nährcreme bzw. Antiporencreme 1 Tr. Honeysuckle hinzufügen, 10 Minuten wirken lassen, mit Gesichtstüchlein abwischen, um die Augen Muskelöl auftragen.

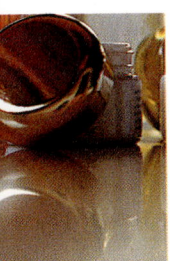

# Behandlungsplan für trockene Haut

## Vorpflege

**Reinigung mit Weizenkeimmilch**

| | |
|---|---|
| Zutaten: | 3 Teel. Buttermilch |
| | 1 Teel. Weizenkeime |
| | 1 Tr. Reinigungsblüte: Gentian |

Zubereitung: Die Buttermilch mit den Weizenkeimen verrühren und einen Tropfen Gentian hinzufügen.

## Hauptpflege

**Gesichtsmaske mit Mandelöl**

| | |
|---|---|
| Zutaten: | 1 Eigelb |
| | 1 Teel. Mandelöl |
| | Einige Tropfen Zitrone oder Obstessig |
| | 1 Tr. Regenerationsblüte: Chestnut Bud |

Zubereitung: Das Mandelöl tropfenweise mit dem Eigelb glattrühren. Zitronensaft und Chestnut Bud beifügen. Mit dem Pinsel auftragen, 20 Minuten wirken lassen, mit warmem Wasser wegwaschen.

## Nachpflege

**Nährcreme mit Butter**

| | |
|---|---|
| Zutaten: | 1 frisches Landei |
| | 2 Essl. Mandelöl |
| | 1 Spritzer Obstessig |
| | 1 Teel. Butter |
| | 1 Tr. Nährblüte: Vine |

Zubereitung: Das Mandelöl tropfenweise mit dem Ei verrühren. Handwarme Butter in einer Schale verrühren; die Butter gründlich mit der Mandel-Ei-Creme vermischen. Zuletzt Obstessig und 1 Tr. Vine hinzufügen.

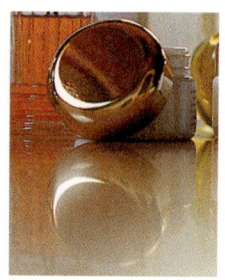

# Behandlungsplan für unreine und Akne-Haut

## Spezialpflegeplan

### 1. Tag: Vorpflege

**Voreinigung mit Kräuterseife**

### Hauptpflege

Dampfbad (5 bis 10 Minuten lang) mit 1 Tr. der Reinigungsblüte: Walnut. Anschließend Gesicht mit astringierender Lotion abreiben, abklopfen, sodann Anti-Aknecreme (im Fachhandel erhältlich) auftragen.

### 2. Tag: Vorpflege

**Vorreinigung mit Kräuterseife**

### Hauptpflege

Dampfbad (5 bis 10 Minuten lang) mit 1 Tr. der Reinigungsblüte: Wild Oat. Gesichtsbehandlung wie am 1. Tag.

### 3. Tag: Vorpflege

**Als Vorreinigung Gesichtswaschung mit Weizenkleie**

### Hauptpflege

**Gesichtsmaske mit Leinsamen**

| | |
|---|---|
| Zutaten: | 3 Essl. Leinsamen<br>150 ml Wasser<br>1 Tr. Regenerationsblüte: Clematis |
| Zubereitung: | Leinsamen mit Wasser zu einer Masse einkochen, Blüte beigeben, mittels Pinsel sehr warm auf das Gesicht auftragen, 20 Minuten wirken lassen, mit warmen Wasser abwaschen. |

### 4. Tag: Gleiche Behandlung wie am ersten Tag

### 5. Tag: Vorpflege

**Gesichtswaschung mit Weizenkleie**

### Hauptpflege

**Gesichtmaske mit Kräutern**

| | |
|---|---|
| Zutaten: | 10 g Salbeiblätter<br>10 g Spitzwegerich<br>10 g Rosmarinblätter<br>150 ml Wasser<br>1/2 Essl. Heilerde<br>1/2 Essl. Kieselerde<br>1 Tr. Regenerationsblüte: Mustard |
| Zubereitung: | Kräuter mit Wasser aufkochen, 5 Minuten ziehen lassen, mit Heil- und Kieselerde und Bachblüte zu einem Brei verrühren, mit Pinsel auftragen, 20 Minuten wirken lassen, mit Kräutertee abwaschen. |

### 6. und 7. Tag: Vorpflege

**Gesichtswaschung mit Weizenkleie**

### Hauptpflege

Keine weiteren Anwendungen

**Akne** oder **Eiterknötchenkrankheit** ist eine Entzündung der Talgdrüsen, die in Form oberflächlicher Knötchen oder tief in der Haut gelegener Knoten mit Neigung zu Vereiterung auftritt. Die Akne ist am häufigsten im Gesicht, auf der Brust und am Rücken zu finden. Sie entsteht durch Zurückhaltung von Stoffwechselerzeugnissen, die der Körper sonst durch die Haut ausscheidet.

Sehr häufig ist eine Stuhlverstopfung und falsche Ernährung (viel Schweinefleisch, Eier, Speck usw.) die Ursache. Entsprechend der Ursache sollte man folgendermaßen behandeln: Stuhlregulierung, Sauna, Bürstenbäder, Höhensonne, maßvolle Licht-, Luft- und Sonnenbäder im Freien, eine Zeit lang milde Rohkost, später Mischkost mit Bevorzugung von Obst und Gemüse. Mit Beseitigung der Verstopfung tritt meist eine wesentliche Verbesserung ein.

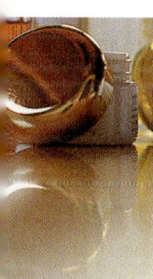

# Behandlungsplan für allergische Haut

## Vorpflege

**Reinigung mit Johanniskrautessenz**

Zutaten:
1 Essl. Johanniskrautessenz
200 ml warmes Wasser
1 Tr. Reinigungsblüte:
Rock Water oder Beech

Zubereitung: Johanniskrautessenz in warmes Wasser geben, Bachblüte beifügen, das Gesicht damit abwaschen, mit kaltem Wasser nachwaschen.

## Hauptpflege

**Gesichtsmaske mit Milchpulver**

Zutaten:
1 Essl. Trockenmilchpulver
1 Essl. Avocadoöl
1 Tr. Regenerationsblüte: Willow

Zubereitung: Das Trockenmilchpulver mit dem Avocadoöl verrühren und soviel heißes Wasser dazugeben, bis die Mischung streichfähig ist. Zum Schluss die Bachblüte hinzufügen. Mit Pinsel auftragen, 20 Minuten wirken lassen, mit lauwarmem Wasser abwaschen.

## Nachpflege

**Nährcreme mit Avocadoöl**

Zutaten:
1 Landei
25 g Avocadoöl
1 Prise Meersalz
1/2 Teel. Zitronensaft
1/2 Teel. naturreiner Apfelessig
1 Tr. Nährblüte: Water Violet oder Cerato Scleranthus

Zubereitung: Das Eigelb vom Eiweiß trennen; das zimmerwarme Avocadoöl tropfenweise in das Eigelb einrühren (ein elektrisches Handrührgerät eignet sich hierfür besonders), bis eine cremige Masse entstanden ist. Meersalz, Zitronensaft, Apfelessig und Bachblüte hinzufügen und verrühren. Das Eiweiß zu einem festen Schnee schlagen und unter die Masse heben.

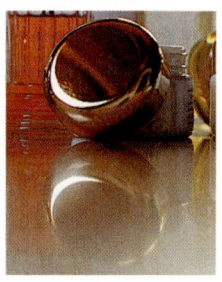

# Gesichtspeeling

Durch das Gesichtspeeling werden die oberen Hautschuppen entfernt. Es ist für jeden Hauttyp geeignet.

**Zutaten:** Milde Reinigungsmilch
(s. Gurkenmilch S. 69)
Warmes Wasser
3 Essl. Apfelessig
1 Tr. jeweils von Larch,
Walnut und Gorse

**Anwendung:** Reinigen Sie das Gesicht zuerst mit der Reinigungsmilch.

Drücken Sie dann ein kleines Frotteetuch, das Sie mit warmem Wasser getränkt haben, auf das Gesicht, um die Haut gut zu durchbluten.

Tauchen Sie ein Leintuch in lauwarmes Wasser, dem Sie 3 Essl. Apfelessig und die Bachblüten zugefügt haben.

Legen Sie das Tuch auf Ihr Gesicht und decken Sie es mit einem feuchten, angenehm warmen Frotteetuch ab.

10 Minuten einwirken lassen, anschließend das Gesicht mit warmem Wasser abspülen und mit dem feuchten Frotteetuch kräftig abreiben.

Die Anwendung dieses schonenden Peelings empfiehlt sich einmal pro Woche (am besten abends).

# Für die Hautpflege geeignete Bachblüten

### Reinigungsblüten:

- Beech
- Crab Apple
- Gentian
- Mimulus
- Rock Water
- Walnut
- Wild Oat

### Regenerationsblüten:

- Chestnut Bud
- Clematis
- Gorse
- Impatiens
- Rock Rose
- Vervain
- Willow

### Nährblüten:

- Centaury
- Elm
- Honeysuckle
- Larch
- Red Chestnut
- Scleranthus
- Water Violet

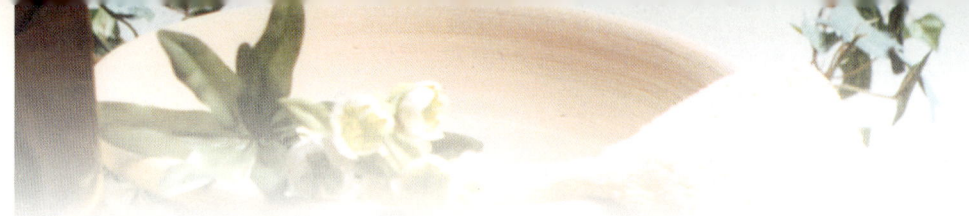

# Bewährt bei speziellen Hautproblemen

Im folgenden finden Sie Bachblüten, die sich bei bestimmten Hautproblemen bewährt haben. Die Blüten sind für die **innerliche** Behandlung gedacht und werden **einzeln** eingesetzt, je nach Anamnese und Therapieverlauf. Richten Sie sich in der Dosierung nach den Anweisungen auf S. 67 u. 82.

## Erkrankungen der Hautdrüsen

### Seborrhö

Die Talgproduktion und -sekretion liegt deutlich über der Norm. Besonders an Stirn, Nase, Oberlippe, oberen Brust- und Rückenpartien findet man fettig glänzende Haut. Haare werden rasch fettig und es tritt eine fettige Kopfschuppung auf. Meist besteht gleichzeitig übermäßiges Schwitzen.

*Achten Sie bitte auf die Schienenzugehörigkeit!*

Als Ursache der übermäßigen Talgproduktion sieht man eine konstitutionelle Veranlagung, endokrine Einflüsse und seelische Faktoren.

**Empfohlene Bachblüten:**
- Rock Rose
- Star of Bethlehem
- Impatiens

### Sebostase

Die Talgproduktion und -sekretion sind vermindert. Die Haut ist dadurch trocken, neigt zu Juckreiz und trockener Schuppung. Als Folge des Juckreizes kann es zu Ekzemen kommen.

Ursache sind eine sebostatische Konstitution oder das anlagebedingte Fehlen von Talgdrüsen. Als Folge eines endogenen Ekzems (Neurodermitis) tritt Sebostase als Symptom auf.

**Empfohlene Bachblüten:**
- Chicory
- Honeysuckle

*Zur äußeren Anwendung beachten Sie bitte den Behandlungsplan für trockene Haut.*

## Akne-Erkrankung

Sie tritt typischerweise während der Pubertät in Erscheinung und klingt in der Regel spätestens zum Ende des dritten Lebensjahrzehnts ab. In der Pubertät stehen für den Heranwachsenden Sexualität, Liebe und Partnerschaft im Vordergrund. An diesen »heißen« Themen entzündet sich die Haut des Pubertierenden. Etwas möchte die bisherigen Grenzen sprengen, eine neue Energie will durchbrechen. Gleichzeitig aber entsteht der Versuch, dieses Neue, Unbekannte am Durchbruch zu hindern: Der Jugendliche hat Angst vor dem neu erwachten Trieb. Da die Haut, wie schon beschrieben, die Grenze zwischen dem Innen und Außen der Persönlichkeit darstellt, findet auf ihr dieser Prozess seinen sichtbaren Ausdruck. Jungen sind häufiger als Mädchen befallen. Außerdem tragen zur Akne-Entstehung bei:

- seborrhoischer Hauttyp,
- endokrine Einflüsse (Androgenschub),
- Magen- und Darmstörungen.

Akne-Erkrankungen können auch durch exogene Faktoren hervorgerufen werden, z.B. durch:

- Arzneimittel,
- berufsspezifische Substanzen (wie Öl beim Schlosser oder Automechaniker; Teerprodukte; Chlorprodukte in der Elektroindustrie usw.).

**Empfohlene Bachblüten:**
- Aspen
- Clematis
- Heather

*Zur äußeren Anwendung beachten Sie bitte den Behandlungsplan über von Akne befallene Haut (s. S. 72).*

# Schweißsekretions- und Schweißtransport- störungen

Es zeigt sich ein Zustand der **gesteigerten Schweißsekretion**. Vermehrtes Schwitzen ist in feuchtwarmem Klima und bei sportlicher und körperlicher Betätigung normal.

Des Weiteren wird starkes Schwitzen beobachtet bei:

- Fettsucht und Gewichtsproblemen,
- Schilddrüsenüberfunktion,

- Schwangerschaft,
- Klimakterium,
- psychischer Erregung,
- evtl. auch bei Fieber und Entzündungen.

**Empfohlene Bachblüten:**
- Cherry Plum
- Rock Rose
- Wild Rose

**Verminderte Schweißsekretion** kann als Symptom bzw. Folge auftreten bei:

- Schilddrüsenunterfunktion,
- Schuppenflechte.

**Empfohlene Bachblüten:**
- Agrimony
- Crab Apple

# Altershaut

Von den zahlreichen beteiligten Faktoren stehen exogene Einflüsse (Sonnenlicht, Klimareize) und der Pigmentgehalt der Haut im Vordergrund. Berufliche Arbeit unter starker Licht- und Witterungsexposition sowie exzessive Sonnenbäder fördern das Auftreten von Alterserscheinungen und Präkanzerosen (Hautveränderungen, die sich wahrscheinlich zu bösartigen Tumoren entwickeln) der Haut.

Altersatrophische Haut ist gekennzeichnet durch:

- Abnahme der Hautelastizität,
- Schwund des Unterhautfettgewebes,
- Verdünnung der Leder- und Oberhaut (Epidermis). Die Haut wird faltig, größere Blutgefäße können durchschimmern (besonders ausgeprägt ist dies am Handrücken).

Ferner beobachtet man eine Verminderung der Sekretionsleistung von Talg- und Schweißdrüsen und das Auftreten einer feinen Schuppung (u. a. an den Beinen).

**Empfohlene Bachblüten:**

- Gentian
- Heather
- Mimulus
- Mustard
- Willow

Beachten Sie die Kurzinformationen über Haut und Hauttypen (s. S. 62 u. 63). Informieren Sie sich über Lichtschutzmittel und fettende Salben.

# Schuppenflechte (Psoriasis vulgaris)

Ungefähr 1–3 % der Menschen in Europa leiden an Schuppenflechte. Der Ausbruch der Schuppenflechte ist abhängig vom – genetisch veranlagten – endogenen Ausbruchsdruck (Eruption) sowie von verschiedenen möglichen **Auslösern**, z. B.:

- grippale Infekte,
- toxisches Geschehen,
- allergisches Geschehen,
- psychischer Stress.

Die Schuppenflechte ist ein reines Hautleiden, das – mit Ausnahme der Gelenke – keine anderen Organe befällt. Der einzelne Psoriasisschub kann unterschiedlich lange dauern und von einem ebenfalls unterschiedlich langen, Wochen bis Jahre dauernden, erscheinungsfreien Zeitabschnitt abgelöst werden.

Auf der Haut ist ein scharf begrenztes Erythem (Rötung) mit geschichteter Schuppung zu erkennen. Der starken Schuppenbildung liegt eine um ein Vielfaches gesteigerte Oberhaut-Neubildung (Epidermopoese) zugrunde.

Sehr typisch sind auch **Nagelveränderungen**, wie:

- kleinste, grübchenförmige, rundliche oder unregelmäßig gestaltete Eindellungen der Nagelplatte (Tüpfelnägel),

- Splitterblutungen (bräunliche Streifen),
- psoriatische Ölflecken.

**Empfohlene Bachblüten:**

- Agrimony
- Cherry Plum
- Vervain

*Zur äußeren Anwendung beachten Sie bitte u. a. den Behandlungsplan für allergische Haut (s. S. 73).*

# Kontaktekzem

Als Ursache kommt eine große Anzahl von Kontaktstoffen in Betracht; häufig handelt es sich um:

- Chromate,
- Nickel,
- Kobalt,
- Terpentin,
- aromatische Paraamino-Verbindungen.

Die betreffenden Substanzen finden sich – außer in der Arbeitswelt (z. B. beim Friseur) – oft auch im häuslichen Milieu (Kosmetika, Kleidung, Gummiprodukte, Waschmittel u. v. a.). Klinisch beobachtet man an den betroffenen Hautpartien im akuten Stadium zunächst ein Erythem (funktionelle Gefäßerweiterung mit Rötung und Überwärmung) und eine Schwellung, in der Folge können Bläschen und Krustenbildungen auftreten.

Subjektiv klagen die Patienten u. a. über Juckreiz, auch über Schmerzen und beim Befall der Hände über Funktionseinschränkungen.

Bei verminderter Talgproduktion (sebostatischer Hauttyp) stehen fettende Lotionen, bei Talgüberproduktion (seborrhoischer Haut) fettarme Cremes im Vordergrund.

**Empfohlene Bachblüten:**
- Centaury
- Holly
- Rock Water
- Scleranthus

*Zur äußeren Anwendung beachten Sie bitte den Behandlungsplan für entsprechende Hauttypen (s. S. 69–74).*

# Neurodermitis diffusa (Endogenes Ekzem)

Viele Neurodermitiker leiden gleichzeitig an Heuschnupfen und/oder Asthma. Fast immer sind in der Familienanamnese bei Eltern, Großeltern oder anderen Verwandten Neurodermitis-Fälle zu finden. Ursache für einen Krankheitsschub können sein:

- Virusinfekte,
- feuchtes Klima,
- hohe Staubkonzentration (z. B. am Arbeitsplatz),
- Wollkleidung,
- psychischer Stress u. a.

Das Auftreten von Milchschorf im Säuglings- und Kleinkindalter ist oft das erste Zeichen der Krankheit. Bei Erwachsenen beobachtet man häufig Erytheme mit Abschürfungen (Erosionen), Krusten, teilweise Kratzeffekte oder überall verteilte Knötchen. Besonders befallene Stellen sind Gesicht, Hals, Brust, Schulterpartien, die großen Gelenkbeugen und Handrücken. Häufig sind beide Körperseiten gleichzeitig befallen.

Die Patienten leiden an **massivem Juckreiz**, der anfallsweise nachts auftritt und zu Erschöpfung, psychischer Labilität und bei Kindern evtl. zu Entwicklungsstörungen führt.

**Empfohlene Bachblüten:**
- Beech

- Clematis
- Chestnut Bud
- Impatiens

**Sonstige Maßnahmen:** Lokal werden bei nässenden Formen feuchte Umschläge angewandt. Gegen den Juckreiz können Entspannungstechniken oft sinnvoll sein.

*Siehe hierzu die Übungen für Tiefenentspannung (s. S. 116).*

# Hautveränderungen bei Diabetes mellitus

Verschiedene Hauterkrankungen treten bei bestehender Zuckerkrankheit relativ gehäuft auf. Sie zeigen sich durch

- Juckreiz am ganzen Körper,
- eine tiefgreifende Entzündung des Haarfollikels (Furunkel),
- Pilzerkrankungen aufgrund von Abwehrschwäche,
- Bildung von atrophischen, weißen Narben,
- Ablagerung von Blutfetten in die Haut in Form von derben, gelblichen Knoten,
- tiefgreifende Gewebszerstörung, bevorzugt im Bereich des Innenknöchels.

In der Psychosomatik geht man davon aus, dass Süßes in jeder Form oft einen Ersatz für ein schöneres Leben darstellt, das sich der Erkrankte insgeheim wünscht. Dahinter steht mitunter eine nicht eingestandene Vorstellung von Liebeserfüllung, gepaart mit der Unfähigkeit, Liebe annehmen bzw. sich auf sie einlassen zu können.

**Empfohlene Bachblüten:**
- Gorse
- Oak
- Olive

# Herpes simplex

Die Infektion mit diesem Virus gehört zu den häufigsten Viruserkrankungen des Menschen. Der erste Kontakt mit den Herpes-simplex-Viren erfolgt in der Regel während der Kindheit; 90% der Erstinfektionen verlaufen ohne Krankheitssymptome, bei 10% kommt es zu einer Mundschleimhautentzündung mit Bläschenbildung. Nach der Bläschenbildung kann das Virus lebenslang im Körper bleiben. Bestimmte Auslösefaktoren wie

- fieberhafte Infekte,
- intensives Sonnenbad,
- psychische Labilität (auch zu Beginn der Menstruation)

können das Virus »aktivieren« und zu leichten bis schweren Krankheitsformen führen. Es kommt dann zur Ausbildung von Lippenbläschen auf geröteter Haut. Oft bestehen Juckreiz und schmerzhaftes Brennen. Bei schweren Verläufen kann es darüber hinaus zu Lymphstauung und Entzündung der Lymphknoten kommen.

**Empfohlene Bachblüten:**
- Cerato
- Wild Oat

# Wann ist die Therapie angebracht?

Belastungen des Menschen drücken sich seelisch und körperlich im Organismus aus. Wie schon beschrieben (s. S. 22), bedingen sie sich zumeist gegenseitig und zeigen sich in Ausdrucksformen, die erst in ihrer Entwicklung pathologisch werden, wobei die Frühphase häufig seelische Dysbalancen und körperliche Reaktionsmuster aufweist. Dies können sein:

Für diese seelischen und körperlichen Zustände bieten die Bachblüten eine wertvolle Hilfe zur Harmonisierung und zur konstruktiven Bewältigung. Dr. Edward Bachs Anliegen war es, mittels Blütenessenzen über die Seele den Körper zu heilen. Die beste Voraussetzung hierfür haben sensible, seelisch differenzierte Kundentypen; wobei besonders Frauen, junge Menschen und Kinder schnelle Erfolge zeigen.

## Seelische Dysbalancen

- Anfälligkeit für Kränkungen
- Neigung zu Überangepasstheit
- Ausgeprägte Minderwertigkeitsgefühle
- Zwanghafte Leistungsorientiertheit
- Depressive Stimmungen
- Innere Feigheit vor großen Herausforderungen
- Überzogene Selbstkontrolle
- Hypochondrische Ängste
- Negative Lebenseinstellung
- Leichte Verletzbarkeit mit ärgerlichen Reaktionen
- Kommunikationsschwierigkeiten
- Antriebslosigkeit
- Intensive Vermeidungsstrategien
- Erhöhte Schreckhaftigkeit usw.

## Körperliche Reaktionsmuster

- Neigung zur Schuppenbildung
- Energielosigkeit
- Nervöser Hautjuckreiz
- Bildung von Hautunreinheiten
- Haarausfall
- Schlaflosigkeit
- Konzentrations- und Gedächtnisschwäche
- Infektabwehrschwäche
- Schwindelzustände
- Kopfschmerzen usw.

# Häufige Fragen

- Aus wie vielen Bachblüten sollte eine Mischung bestehen?
Zu Beginn der Behandlung aus maximal drei Blüten. In der Folge können bis zu fünf Blüten verwendet werden.

- Welche Dosierung verwendet man?
4 x 4 Tropfen (in verdünnter Form) täglich. Bei stärkerer Reaktion auf 2 x 2 Tropfen täglich reduzieren und diese in einem Glas Wasser verabreichen.

- Was passiert bei zu hoher Dosierung?
Da Bachblüten aufgrund ihrer positiven Schwingungsmuster lediglich die Seelensubstanz beeinflussen, kann eine Überdosierung keine Nebenwirkungen hervorrufen.

- Wie schnell tritt die Wirkung ein?
Dies ist individuell verschieden und reicht von Sofortreaktionen bis zu Spätreaktionen nach zwei bis drei Wochen.

- Wie werden Bachblüten aufbewahrt?
Lichtgeschützt, bei Zimmertemperatur.

- Müssen Bachblüten-Verabreichungen immer eine Schiene berücksichtigen?
Der Schiene liegt ein bestimmter Krankheitsverlauf zugrunde. Daher ist es angebracht, bei Langzeitbehandlungen entsprechend des Schienenverlaufs vorzugehen (s. S. 59 u, 86).

- Wie vertragen sich Bachblüten mit anderen Medikamenten?
Sowohl homöopathische als auch allopathische Medikamente beeinflussen die Wirkungsweise der Bachblüten nicht und umgekehrt.

- Kann man von Bachblüten abhängig werden?
Bei der Bachblüten-Therapie geht es um die Wiedererlangung der seelischen Balance. Wenn dies erreicht ist, hat die Blüte ihre Aufgabe erfüllt, und es besteht kein Verlangen mehr, sie weiter einzunehmen.

- Was kann man tun, wenn die Bachblüten-Gabe keinen Erfolg zeigt?
Man wiederholt die Anamnese und eruiert, ob ein Problembereich übersehen wurde.

- Hat sich das Problem schwerwiegender manifestiert, muss man einen Arzt oder Heilpraktiker zu Rate ziehen.

# Zubereitung und Einnahme

## Normalmischung

Sie benötigen:
- 1 Pipettierfläschchen für 20 ml (aus der Apo-theke)
- 2 Tr. Bachblüte aus der Stockbottle (Konzen-trat)
- 15 ml gutes Wasser (am besten Heilwasser)
- 5 ml 50%igen Alkohol (ersatzweise Obstes-sig)

**Zubereitung:**
Das Pipettierfläschchen mit dem Wasser füllen, Alkohol und danach 2 Tr. des Bachblüten-Kon-zentrates hinzufügen.

Sollte die Mischung aus mehreren Bachblüten bestehen, jeweils 2 Tr. aus der Stockbottle ver-wenden.

Die Mischung 10mal kräftig schütteln.

## Einnahmedauer

1 bis 2 Monate (bei chronischen Zuständen bis zu 6 Monate).

## Fertigmischung

Die gewünschten Mischungen können Sie sich auch in einer Apotheke zubereiten lassen.

## Akutmischung

In akuten Situationen gibt man aus der Stock-bottle 1–2 Tr. in ein Glas Wasser und trinkt es über den Tag verteilt.

## Einnahmedauer

Nicht länger als eine Woche.

# Notfall- oder Erste-Hilfe-Tropfen (Rescue)

In Notfallsituationen tritt meist eine spontane Überbelastung des Organismus auf, denen folgende Symptome zugrunde liegen können:

- Lähmung und Schock (Blüte: Star of Bethlehem).
- Panikgefühl, Todesangst (Blüte: Rock Rose).
- Extreme innere Anspannung und geistiger Stress (Blüte: Impatiens).
- Angst vor Kontrollverlust (Blüte: Cherry Plum).
- Schwindelgefühl bis zur Bewusstlosigkeit (Blüte: Clematis).

Diese Bachblüten sind Bestandteil einer Fertigmischung, die in der Apotheke oder direkt bei den Dr. Edward Bach Centers (Adressen s. S. 125) zu beziehen sind.

## Anwendung und Dosierung

- 4 Tr. aus der Stockbottle in ein Glas Wasser geben. Innerhalb von 10 Minuten schlückchenweise trinken.
- 2 Tr. aus der Stockbottle direkt in den Mund geben, ohne die Pipette mit der Zunge zu berühren.

Die Notfallcreme hilft gut bei Verbrennungen, Schürfwunden, Verstauchungen, Erfrierungen, akuten Ekzemen.

*Die Notfalltropfen sollen nur kurzfristig zum Einsatz kommen!*

## Äußere Anwendung

- 4 Tr. aus der Stockbottle in eine Schüssel mit ca. 1/2 l Wasser geben und Umschläge, Wickel, Kompressen etc. damit tränken.

## Notfallcreme

Sie enthält als weiteren Bestandteil noch Crab Apple und kann auch als lanolinfreie Salbe bezogen werden.

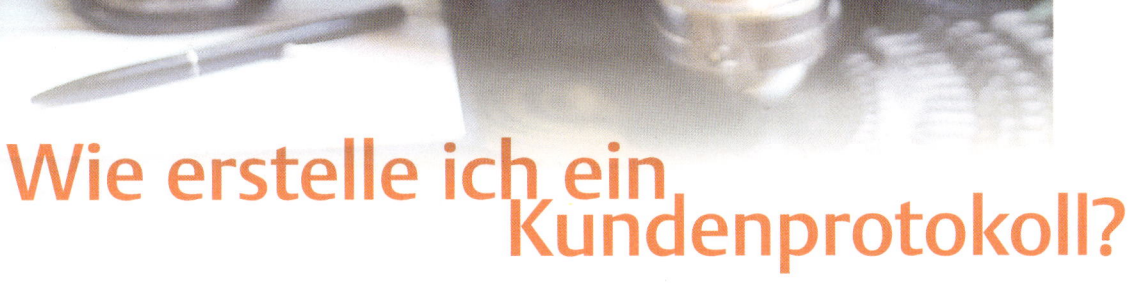

# Wie erstelle ich ein Kundenprotokoll?

Gerade für den Anfänger stellt eine genaue Protokollierung eine wertvolle Übung und eine lehrreiche Vergleichsübersicht dar, so dass wir deren Erstellung unbedingt empfehlen.

Notieren Sie sich am besten folgende Daten:

1. Kunde / Alter / Geschlecht / Beruf

2. Wesentliche Verlaufsdaten der Krankheit

3. Diagnose
   (seelische und körperliche Befunde eintragen)

4. Bisherige Therapie

5. Auswahl bzw. erste Bachblüten-Mischung
   (mit kurzer Begründung der einzelnen Blüten)

6. Wurden gleichzeitig andere Maßnahmen verordnet oder Therapien durchgeführt? Welche?

7. Verlauf:
   Erstreaktion, wenn ja – welche?

   Zwischenbefund:
   objektiv: geheilt, gebessert, gering gebessert,
   subjektiv: beschwerdefrei, gebessert, gering gebessert, unbeeinflusst

8. Zweite Bachblüten-Mischung
   (Gliederung wie oben)

   Dritte Bachblüten-Mischung
   (Gliederung wie oben) usw.

9. Abschließende Beurteilung/Kommentar

# Die 12 Bachblüten-Schienen

Wie Sie bereits wissen (s. S. 59), liegt jeder Krankheit ein Grundkonflikt zugrunde. Wird dieser nicht gelöst, kommt es zur Kompensation oder gar zur Dekompensation. Jedem dieser Zustände kann man eine bestimmte Bachblüte zuordnen: Grundkonfliktblüte, Kompensationsblüte, Dekompensationsblüte. In der Bachblüten-Therapie behandelt man immer zuerst den Dekompensationszustand, dann die Kompensation und zum Schluss den Grundkonflikt. Die Heilung verläuft also in einer bestimmten **Schiene**, wobei die Richtung des Heilungsverlaufs umgekehrt zur Richtung der Krankheitsentwicklung verläuft.

## Die Bachblüten-Schienen auf einen Blick

|  | Grundkonflikt (Gk) | Kompensation (K) | Dekompensation (Dk) |
|---|---|---|---|
| 1. Schiene: | Centaury | Holly | Pine |
| 2. Schiene: | Cerato | Vine | Wild oat |
| 3. Schiene: | Rock Rose | Agrimony | Cherry Plum |
| 4. Schiene: | Impatiens | Olive | Oak |
| 5. Schiene: | Scleranthus | Rock Water | Crab Apple |
| 6. Schiene: | Gentian | Willow | Wild Rose |
| 7. Schiene: | Water Violet | Chestnut Bud | Beech |
| 8. Schiene: | Vervain | Hornbeam | White Chestnut |
| 9. Schiene: | Agrimony | Vervain | Sweet Chestnut |
| 10. Schiene: | Chicory | Red Chestnut | Honeysuckle |
| 11. Schiene: | Mimulus | Heather | Mustard |
| 12. Schiene: | Clematis | Impatiens | Mustard |

In der Regel nimmt eine Bachblüte **einen** bestimmten Platz auf einer der 12 Schienen ein. Centaury ist z.B. die Grundkonfliktblüte der 1. Schiene, Olive die Kompensationsblüte auf der 4. Schiene usw.

Es gibt aber **Ausnahmen**:

1. Einige Blüten finden in **verschiedenen** Schienen Anwendung, sowohl als Grundkonfliktblüte als auch als Kompensationsblüte:
   - Agrimony = K/3 und Gk/9.
   - Impatiens = Gk/4 und K/12.
   - Vervain = Gk/8 und K/9.

2. Mustard ist Dekompensationsblüte der 11. und 12. Schiene.

3. Einige Blüten sind **äußere** Blüten, d.h. der Konflikt wird wesentlich von seelischen Außeneinflüssen wie Schock, Prüfungsstress etc. bestimmt. Sie unterliegen deshalb **keiner** Schienenzugehörigkeit.

In der folgenden Übersicht finden Sie die Angabe des Seelenzustands, auf den die jeweilige Bachblüte »passt« sowie den Platz der jeweiligen Blüte auf den **12 Bachblüten-Schienen**.

Gk = Grundkonfliktblüte
K = Kompensationsblüte
Dk = Dekompensationsblüte

**Agrimony**  K/3 – Gk/9

Quälende Gedanken und innere Unruhe hinter einer Fassade von Fröhlichkeit und Sorglosigkeit.

**Aspen**

Unerklärliche, vage Ängstlichkeit; Vorahnungen; geheime Furcht.

**Beech**  Dk/7

Überkritische, intolerante Haltung; wenig Mitgefühl und Einfühlungsvermögen.

**Centaury**  Gk/1

Willensschwach, kann nicht Nein sagen, Überreaktion auf Wünsche anderer.

**Cerato**  Gk/2

Man hat wenig Vertrauen in die eigene Meinung und fragt andere ständig um Rat.

**Cherry Plum**  Dk/3

Es fällt schwer, innerlich loszulassen; Angst vor seelischer »Kurzschlußhandlung«; unbeherrschte Temperamentsausbrüche.

**Chestnut Bud**  K/7

Man hat immer die gleichen Probleme, weil Erfahrungen nicht verarbeitet werden und nichts aus ihnen gelernt wird.

**Chicory**  Gk/10

Besitzergreifende Persönlichkeit, die sich viel einmischt, glaubt, manipulieren zu können.

**Clematis**  Gk/12

Man ist mit den Gedanken woanders, wenig Aufmerksamkeit für das, was um einen herum vorgeht – Tagträumer.

**Crab Apple**  Dk/5

Man fühlt sich beschmutzt, unrein oder infiziert. Überstarkes Reinheits- und Ordnungsideal – Detailkrämer.

**Elm**

Gefühl, seiner Aufgabe oder Verantwortung nicht gewachsen zu sein. Das psychologische »Riechsalz«.

**Gentian**  Gk/6

Ist skeptisch, zweifelnd, pessimistisch, leicht entmutigt.

**Gorse**

Ist ohne Hoffnung, hat resigniert. »Es hat doch keinen Zweck«-gefühle.

**Heather**  K/11

Selbstbezogen, völlig mit sich beschäftigt, braucht Publikum; das »bedürftige Kleinkind«.

**Holly**  K/1

Ist gefühlsmäßig irritiert. Eifersucht, Misstrauen, Jähzorn, Hass- und Neidgefühle.

**Honeysuckle**  Dk/10

Sehnsucht nach Vergangenem. Wehmutsgefühle. Weigert sich unbewusst, bestimmte Ereignisse zu verarbeiten.

**Hornbeam**  K/8

Mentale Erschöpfung. Glaubt zu schwach zu sein, um tägliche Pflichten zu bewältigen; schafft es dann aber irgendwie. »Montagmorgen-Panik«.

**Impatiens**  Gk/4 – K/12

Ungeduldig, leicht reizbar, zeigt überschießende Reaktionen.

**Larch**

Minderwertigkeitskomplexe. Erwartung von Fehlschlägen durch Mangel an Selbstvertrauen.

**Mimulus**  Gk/11

Schüchtern, scheu, furchtsam, zurückhaltend; hat viele kleine Ängstlichkeiten.

**Mustard**  Dk/11 – Dk/12

Perioden tiefer Traurigkeit kommen und gehen ohne erkennbaren Grund.

**Oak**          Dk/4

Fühlt sich niedergeschlagen. Erschöpfter Kämpfer, der immer weitermacht und nie aufgibt.

**Olive**          K/4

Fühlt sich körperlich und seelisch ausgelaugt und erschöpft: »Alles ist zu viel«.

**Pine**          Dk/1

Macht sich Vorwürfe, hat Schuldgefühle. Bedrücktes Lebensgefühl.

**Red Chestnut**          K/10

Macht sich mehr Sorgen um das Wohlergehen anderer als um das eigene. Zu starke innere Verbundenheit mit nahestehenden Personen.

**Rock Rose**          Gk/3

Innere Panik- und Terrorgefühle. Akute Angstzustände nach lebensbedrohenden Ereignissen, z. B. Erstickungsanfälle.

**Rock Water**          K/5

Zu hart zu sich selbst, starre Ansichten, unterdrückt vitale Bedürfnisse.

**Scleranthus**          Gk/5

Unschlüssig, sprunghaft, innerlich unausgeglichen. Meinungen und Stimmungen wechseln ständig.

**Star of Bethlehem**

Man hat seelische und körperliche Erschütterungen noch nicht verkraftet. Der »Seelentröster«.

**Sweet Chestnut**          Dk/9

Innere Ausweglosigkeit. Glaubt, die Grenze dessen, was ein Mensch ertragen kann, sei erreicht.

**Vervain**          Gk/8 – K/9

Im Übereifer, sich für eine gute Sache einzusetzen, treibt man Raubbau mit seinen Kräften; ist reizbar bis fanatisch.

**Vine**          K/2

Will seinen Willen durchsetzen. Ehrgeizig dominierend. Der »kleine Tyrann«.

**Walnut**

Man lässt sich schnell verunsichern; Beeinflussbarkeit und Wankelmut während entscheidender Neubeginnphase im Leben. »Die Blüte, die den Durchbruch schafft«.

**Water Violet**          Gk/7

Man zieht sich innerlich zurück; isoliertes Überlegenheitsgefühl.

**White Chestnut**          Dk/8

Gedanken kreisen unaufhörlich im Kopf, man wird sie nicht los. Innere Selbstgespräche/Dialoge.

**Wild Oat**          Dk/2

Unklarheit über Zielvorstellungen; innerlich unzufrieden; findet seine Lebensaufgabe nicht.

**Wild Rose**          Dk/6

Apathisch, teilnahmslos. Innere Kapitulation.

**Willow**          K/6

Ist verbittert, grollt; fühlt sich als Opfer des Schicksals.

# Fragebogen zu den Bachblüten-Schienen

Mit einem ausgeklügelten Fragebogen ist es möglich, die für die jeweilige Situation passenden Bachblüten herauszufinden. Machen Sie sich mit dem Fragebogen vertraut und füllen Sie ihn zunächst für sich selbst aus, ehe Sie ihn bei Kunden anwenden.

Lassen Sie sich bitte beim Bearbeiten der Fragen nicht von Ihrer augenblicklichen Befindlichkeit beeinflussen, sondern versuchen Sie, bei Ihrer Beurteilung mindestens die letzten vier Wochen zu berücksichtigen.

Antworten Sie spontan, ohne über die Fragen und deren Antworten lange zu grübeln.

Kreuzen Sie die entsprechende Bewertung an, die auf Sie zutrifft.

| | | | keine Übereinst. | etwas Übereinst. | ziemliche Übereinst. | große Übereinst. | absolute Übereinst. |
|---|---|---|---|---|---|---|---|
| 1. | Gk/5 | Ich habe keine klaren Ziele für mein gesundheitliches Wohlbefinden, da ich mich für keine Richtung wie Sport, gesunde Ernährung, Entspannung etc. klar entscheiden kann. | ⓪ | ① | ② | ③ | ④ |
| 2. | Gk/3 | Häufig empfinde ich eine lähmende Beklemmung, ohne die Ursache dafür zu kennen. | ⓪ | ① | ② | ③ | ④ |
| 3. | K/4 | Manchmal fühle ich mich durch meine Arbeit überbeansprucht und geistig erschöpft. | ⓪ | ① | ② | ③ | ④ |
| 4. | Dk/5 | Ich fühle mich in meinem Körper nicht wohl, wenn ich mich nicht täglich waschen kann. | ⓪ | ① | ② | ③ | ④ |
| 5. | K/11 | Ich habe gerne viele Leute um mich herum und genieße es, dabei im Mittelpunkt zu stehen. | ⓪ | ① | ② | ③ | ④ |
| 6. | Dk/10 | Mich begeistert die Vorstellung, wie früher in Kleinbetrieben kollegial und menschlich gearbeitet werden konnte. | ⓪ | ① | ② | ③ | ④ |
| 7. | K/7 | Ich erkunde gern eine fremde Stadt, auch wenn ich mich dabei verirre. | ⓪ | ① | ② | ③ | ④ |
| 8. | Dk/2 | Ich vertrödle eine Menge Zeit, bevor ich mit der eigentlichen Arbeit beginne. | ⓪ | ① | ② | ③ | ④ |
| 9. | Gk/9 | Ich würde gerne mit Menschen Freundschaft schließen, die als ausgefallen gelten, wie z. B. Künstler. | ⓪ | ① | ② | ③ | ④ |
| 10. | K/10 | Ich reagiere schnell ängstlich und mache mir um nahestehende Menschen häufig Sorgen. | ⓪ | ① | ② | ③ | ④ |
| 11. | Dk/4 | Ich arbeite hart, um meine gesetzten Ziele zu erreichen. | ⓪ | ① | ② | ③ | ④ |
| 12. | Gk/4 | Ich ziehe es gewöhnlich vor, meine Arbeit allein zu tun, da Zusammenarbeit erfahrungsgemäß mehr Zeit kostet. | ⓪ | ① | ② | ③ | ④ |
| 13. | K/6 | Ich glaube, dass man von den meisten Menschen ausgenutzt wird, wenn man dies zulässt. | ⓪ | ① | ② | ③ | ④ |

| | | | |
|---|---|---|---|
| 14. Dk/6 | Meine Stimmung ist häufig schlecht, dann fühle ich mich hoffnungslos und kann nicht einmal richtig traurig sein. | ⓪ ① ② ③ ④ |
| 15. Gk/8 | Ich habe das Gefühl, vor Energie überzuschäumen. | ⓪ ① ② ③ ④ |
| 16. K/8 | Ich finde intellektuelle oder philosophische Diskussionen sehr interessant. | ⓪ ① ② ③ ④ |
| 17. Gk/2 | Ich brauche die Bestätigung durch andere, wenn ich Entscheidungen treffen muss. | ⓪ ① ② ③ ④ |
| 18. K/7 | Ich bin gegenüber Kleinigkeiten nachlässig und schiebe Unangenehmes gerne vor mir her. | ⓪ ① ② ③ ④ |
| 19. Gk/10 | Ich helfe anderen Menschen bei ihrer Arbeit wirklich gerne. | ⓪ ① ② ③ ④ |
| 20. Dk/4 | Wenn ich eine Verpflichtung eingehe, kann man sich hundertprozentig auf mich verlassen. | ⓪ ① ② ③ ④ |
| 21. Dk/8 | Es gibt Gedanken, die ich nicht loswerde und die mich ständig beschäftigen. | ⓪ ① ② ③ ④ |
| 22. Gk/6 | Zu häufig bin ich entmutigt und will aufgeben, wenn etwas schief geht. | ⓪ ① ② ③ ④ |
| 23. K/8 | Ich habe oft Spaß daran, mit Theorien oder abstrakten Ideen zu spielen. | ⓪ ① ② ③ ④ |
| 24. Dk/3 | Wenn ich krank bin oder unter Stress stehe, fühle ich mich manchmal, als ob ich innerlich durchdrehen könnte. | ⓪ ① ② ③ ④ |
| 25. K/1 | Meine Angehörigen oder Mitarbeiter leiden manchmal unter meiner schlechten Laune. | ⓪ ① ② ③ ④ |
| 26. Gk/5 | Bei Entscheidungsprozessen werde ich meistens zwischen zwei Möglichkeiten hin- und hergerissen und fühle mich unfähig, die »richtige« Entscheidung zu treffen. | ⓪ ① ② ③ ④ |
| 27. Gk/1 | Ich fühle mich häufig müde und energielos, oft schon durch die kleinste Anstrengung. | ⓪ ① ② ③ ④ |
| 28. Dk/11 | Oft bin ich einfach nur grundlos traurig. | ⓪ ① ② ③ ④ |
| 29. K/12 | Ich bin sehr unruhig, wenn ich für unbestimmte Zeit zu Hause bleiben muss. | ⓪ ① ② ③ ④ |
| 30. Dk/7 | Wenn ich Menschen nicht mag, so zeige ich ihnen dies auch offen. | ⓪ ① ② ③ ④ |
| 31. Gk/12 | Oft entdecke ich, dass ich tagträume. | ⓪ ① ② ③ ④ |

| | | | | | |
|---|---|---|---|---|---|
| 32. K/2 | Manche Menschen halten mich für kalt und berechnend. | ⓪ ① ② ③ ④ |

32. K/2    Manche Menschen halten mich für kalt und berechnend.     ⓪ ① ② ③ ④

33. Gk/7    Lieber würde ich meine eigenen Wege gehen, als mit Freunden meine Freizeit zu verbringen.     ⓪ ① ② ③ ④

34. Dk/10    Ich bin der Meinung, früher war das Leben leichter.     ⓪ ① ② ③ ④

35. Dk/2    Ich werde wohl niemals fähig sein, Ordnung in mein Leben zu bringen.     ⓪ ① ② ③ ④

36. K/9    Ich würde gerne mal einen Sprung aus großer Höhe wagen.     ⓪ ① ② ③ ④

37. Gk/2    Ich vertraue nur selten meiner eigenen Meinung.     ⓪ ① ② ③ ④

38. Dk/9    Ich glaube manchmal, an meinem Leid zu zerbrechen.     ⓪ ① ② ③ ④

39. K/4    Ich komme immer wieder in Phasen völliger Überarbeitung.     ⓪ ① ② ③ ④

40. Gk/10    Auf unfreundliches und unhöfliches Benehmen reagiere ich empfindlich.     ⓪ ① ② ③ ④

41. Gk/4    Es langweilt mich, ständig die gleichen bekannten Gesichter zu sehen.     ⓪ ① ② ③ ④

42. K/10    Ich denke oft an Menschen meiner Umgebung und dass ihnen etwas geschehen könnte.     ⓪ ① ② ③ ④

43. Gk/7    Ich ziehe es gewöhnlich vor, die Dinge allein zu tun.     ⓪ ① ② ③ ④

44. Gk/6    Ich bin kein gut gelaunter Optimist.     ⓪ ① ② ③ ④

45. Dk/8    Ich führe manchmal Selbstgespräche.     ⓪ ① ② ③ ④

46. K/12    Ich fühle mich oft angespannt und nervös.     ⓪ ① ② ③ ④

47. Dk/11    Ich bin häufig aus einem Gefühl der inneren Leere heraus deprimiert.     ⓪ ① ② ③ ④

48. Dk/7    Im Hinblick auf die Absichten anderer bin ich eher ablehnend und skeptisch.     ⓪ ① ② ③ ④

49. Gk/9    Ich liebe neue und aufregende Erfahrungen und Eindrücke, auch wenn sie etwas unkonventionell oder illegal sind.     ⓪ ① ② ③ ④

50. K/9    Ich würde gerne mit einem kleinen, aber seetüchtigen Boot über eine weite Distanz segeln.     ⓪ ① ② ③ ④

51. Dk/6    Ich fühle mich manchmal antriebslos, schaffe nichts und kann mich dann zu nichts aufraffen.     ⓪ ① ② ③ ④

| 52. Dk/1 | Manchmal fühle ich mich für etwas schuldig, so dass ich mich am liebsten zurückziehen möchte. | ⓪ ① ② ③ ④ |
|---|---|---|
| 53. Gk/3 | Manchmal habe ich das Gefühl, dass mir mein Herz bis zum Hals schlägt. | ⓪ ① ② ③ ④ |
| 54. K/3 | Ich bin meist gut gelaunt und optimistisch. | ⓪ ① ② ③ ④ |
| 55. Dk/3 | Große Menschenansammlungen versuche ich zu vermeiden, weil ich sehr schnell auf das Gefühl der Enge reagiere. | ⓪ ① ② ③ ④ |
| 56. K/6 | Es gab Situationen, in denen ich ungerecht behandelt wurde und denen ich gedanklich immer wieder nachhänge. | ⓪ ① ② ③ ④ |
| 57. Gk/8 | Ich bin ein sehr aktiver, begeisterungsfähiger Mensch. | ⓪ ① ② ③ ④ |
| 58. Dk/9 | Ich fühle mich körperlich ausgelaugt, matt und zerschlagen und habe viele Beschwerden. | ⓪ ① ② ③ ④ |
| 59. K/1 | Ich ärgere mich oft darüber, wie mich andere Menschen behandeln. | ⓪ ① ② ③ ④ |
| 60. Gk/11 | Ich empfinde häufig Angst vor konkreten Veränderungen. | ⓪ ① ② ③ ④ |
| 61. Dk/12 | Ich setze mich häufig gedanklich mit dem Tod auseinander. | ⓪ ① ② ③ ④ |
| 62. Dk/1 | Ich werfe mir häufig vor, dass ich manches hätte noch besser machen können. | ⓪ ① ② ③ ④ |
| 63. K/3 | Ich bin im Kontakt mit anderen Menschen leicht zum Lachen zu bringen. | ⓪ ① ② ③ ④ |
| 64. Dk/5 | Ich habe eine eher zögerliche Haltung dem Leben gegenüber und probiere beispielsweise ungern neue und fremde Speisen und Gerichte aus. | ⓪ ① ② ③ ④ |
| 65. Gk/1 | Es fällt mir schwer, im richtigen Augenblick Nein zu sagen. | ⓪ ① ② ③ ④ |
| 66. K/5 | Bei allem, was ich tue, strebe ich nach Perfektion. | ⓪ ① ② ③ ④ |
| 67. Gk/12 | Ich bin manchmal unkonzentriert und leicht ablenkbar. | ⓪ ① ② ③ ④ |
| 68. Gk/11 | Ich bin schnell zu beunruhigen. | ⓪ ① ② ③ ④ |
| 69. K/5 | Ich glaube, dass man bei ethischen Entscheidungen auf die Meinung religiöser Autoritäten achten sollte. | ⓪ ① ② ③ ④ |
| 70. K/11 | Wenn ich traurig bin, wünsche ich mir oft, getröstet zu werden. | ⓪ ① ② ③ ④ |
| 71. Dk/12 | Oftmals kann ich mich zu nichts aufraffen. | ⓪ ① ② ③ ④ |
| 72. K/2 | In Bezug auf meine Einstellungen bin ich nüchtern und unnachgiebig. | ⓪ ① ② ③ ④ |

**Zeichenerklärung:**

Gk  = Grundkonflikt
K   = Kompensation
Dk  = Dekompensation
1,2,3 .. = Bachblüten-Schiene von 1 bis 12

Beispiel der 1. Schiene:

Gk/1  = Centaury ( Grundkonfliktblüte)
K/1   = Holly (Kompensationsblüte)
Dk/1  = Pine (Dekompensationsblüte)

Beispiel der 10. Schiene:

Gk/10  = Chicory
K/10   = Red Chestnut
Dk/10  = Honeysuckle

# Auswertungsanleitung

Tragen Sie die Zahlen aus dem Fragebogen in den Auswertungsbogen auf Seite 96 ein und ermitteln Sie dann die Gesamtsumme der jeweiligen Schiene.

Was Sie aus der Auswertung erkennen können:

- Die Schiene mit der höchsten Punktzahl bietet sich für die erste Anwendung an, da in ihr die meisten Probleme angesprochen werden.

**Im Musterbeispiel auf Seite 98 ist dies die 2. Schiene**

Man behandelt zuerst mit der Dekompensationsblüte, dann mit der Kompensationsblüte und zum Schluss mit der Grundkonfliktblüte (s. S. 86).
Begonnen wird also in diesem Fall mit Wild Oat für ca. 1 bis 2 Monate. Danach folgt Vine und zum und zum Schluss Cerato, jeweils ebenso für 1 bis 2 Monate.

- Die nachfolgend zu bearbeitende Schiene ist jene mit der zweithöchsten Punktzahl.

**Im Musterbeispiel ist dies die 9. Schiene**

Diese Vorgehensweise stellt eine längerfristige **Konstitutionstherapie** dar.

- Will man nur mit einzelnen Bachblüten arbeiten, wählt man jene mit der höchsten Punktzahl.

**Im Musterbeispiel ist das Wild Oat, Cherry Plum und Vine.**

Diese Vorgehensweise stellt eine **Kurzzeittherapie** dar, in der momentan aktuelle Zustände bearbeitet werden.

# Auswertungsbogen der Bachblüten-Schienen

1. Schiene:    Gk/1    Centaury    _____ + _____ = _____

K/1    Holly    _____ + _____ = _____

Dk/1    Pine    _____ + _____ = _____

_____

2. Schiene:    Gk/2    Cerato    _____ + _____ = _____

K/2    Vine    _____ + _____ = _____

Dk/2    Wild Oat    _____ + _____ = _____

_____

3. Schiene:    Gk/3    Rock Rose    _____ + _____ = _____

K/3    Agrimony    _____ + _____ = _____

Dk/3    Cherry Plum    _____ + _____ = _____

_____

4. Schiene:    Gk/4    Impatiens    _____ + _____ = _____

K/4    Olive    _____ + _____ = _____

Dk/4    Oak    _____ + _____ = _____

_____

5. Schiene:    Gk/5    Scleranthus    _____ + _____ = _____

K/5    Rock Water    _____ + _____ = _____

Dk/5    Crab Apple    _____ + _____ = _____

_____

6. Schiene:    Gk/6    Gentian    _____ + _____ = _____

K/6    Willow    _____ + _____ = _____

Dk/6    Wild Rose    _____ + _____ = _____

_____

| 7. Schiene: | Gk/7 | Water Violet | _____ | + | _____ | = | _____ | |
| | K/7 | Chestnut Bud | _____ | + | _____ | = | _____ | |
| | Dk/7 | Beech | _____ | + | _____ | = | _____ | |
| | | | _____ | | | | | _____ |

| 8. Schiene: | Gk/8 | Vervain | _____ | + | _____ | = | _____ | |
| | K/8 | Hornbeam | _____ | + | _____ | = | _____ | |
| | Dk/8 | White Chestnut | _____ | + | _____ | = | _____ | |
| | | | _____ | | | | | _____ |

| 9. Schiene: | Gk/9 | Agrimony | _____ | + | _____ | = | _____ | |
| | K/9 | Vervain | _____ | + | _____ | = | _____ | |
| | Dk/9 | Sweet Chestnut | _____ | + | _____ | = | _____ | |
| | | | _____ | | | | | _____ |

| 10. Schiene: | Gk/10 | Chicory | _____ | + | _____ | = | _____ | |
| | K/10 | Red Chestnut | _____ | + | _____ | = | _____ | |
| | Dk/10 | Honeysuckle | _____ | + | _____ | = | _____ | |
| | | | _____ | | | | | _____ |

| 11. Schiene: | Gk/11 | Mimulus | _____ | + | _____ | = | _____ | |
| | K/11 | Heather | _____ | + | _____ | = | _____ | |
| | Dk/11 | Mustard | _____ | + | _____ | = | _____ | |
| | | | _____ | | | | | _____ |

| 12. Schiene: | Gk/12 | Clematis | _____ | + | _____ | = | _____ | |
| | K/12 | Impatiens | _____ | + | _____ | = | _____ | |
| | Dk/12 | Mustard | _____ | + | _____ | = | _____ | |
| | | | _____ | | | | | _____ |

# Auswertungsbogen der Bachblüten-Schienen (Musterbeispiel)

| 1. Schiene: | Gk/1 | Centaury | 3 | + | 2 | = | 5 | |
|---|---|---|---|---|---|---|---|---|
| | K/1 | Holly | 1 | + | 1 | = | 2 | |
| | Dk/1 | Pine | 1 | + | 0 | = | 1 | 8 |

| 2. Schiene: | Gk/2 | Cerato | 3 | + | 3 | = | 6 | |
|---|---|---|---|---|---|---|---|---|
| | K/2 | Vine | 4 | + | 3 | = | 7 | |
| | Dk/2 | Wild Oat | 4 | + | 4 | = | 8 | 21 |

| 3. Schiene: | Gk/3 | Rock Rose | 2 | + | 3 | = | 5 | |
|---|---|---|---|---|---|---|---|---|
| | K/3 | Agrimony | 2 | + | 3 | = | 5 | |
| | Dk/3 | Cherry Plum | 4 | + | 4 | = | 8 | 18 |

| 4. Schiene: | Gk/4 | Impatiens | 1 | + | 1 | = | 2 | |
|---|---|---|---|---|---|---|---|---|
| | K/4 | Olive | 0 | + | 0 | = | 0 | |
| | Dk/4 | Oak | 1 | + | 0 | = | 1 | 3 |

| 5. Schiene: | Gk/5 | Scleranthus | 4 | + | 3 | = | 7 | |
|---|---|---|---|---|---|---|---|---|
| | K/5 | Rock Water | 2 | + | 2 | = | 4 | |
| | Dk/5 | Crab Apple | 2 | + | 3 | = | 5 | 16 |

| 6. Schiene: | Gk/6 | Gentian | 1 | + | 0 | = | 1 | |
|---|---|---|---|---|---|---|---|---|
| | K/6 | Willow | 2 | + | 0 | = | 2 | |
| | Dk/6 | Wild Rose | 0 | + | 0 | = | 0 | 3 |

| 7. Schiene: | Gk/7 | Water Violet | 3 | + | 2 | = | 5 | |
|---|---|---|---|---|---|---|---|---|
| | K/7 | Chestnut Bud | 2 | + | 2 | = | 4 | |
| | Dk/7 | Beech | 1 | + | 1 | = | 2 | 11 |

| 8. Schiene: | Gk/8 | Vervain | 1 | + | 0 | = | 1 | |
|---|---|---|---|---|---|---|---|---|
| | K/8 | Hornbeam | 1 | + | 1 | = | 2 | |
| | Dk/8 | White Chestnut | 3 | + | 2 | = | 5 | 8 |

| 9. Schiene: | Gk/9 | Agrimony | 3 | + | 2 | = | 5 | |
|---|---|---|---|---|---|---|---|---|
| | K/9 | Vervain | 4 | + | 4 | = | 8 | |
| | Dk/9 | Sweet Chestnut | 3 | + | 3 | = | 6 | 19 |

| 10. Schiene: | Gk/10 | Chicory | 1 | + | 1 | = | 2 | |
|---|---|---|---|---|---|---|---|---|
| | K/10 | Red Chestnut | 1 | + | 1 | = | 2 | |
| | Dk/10 | Honeysuckle | 1 | + | 1 | = | 2 | 6 |

| 11. Schiene: | Gk/11 | Mimulus | 0 | + | 2 | = | 2 | |
|---|---|---|---|---|---|---|---|---|
| | K/11 | Heather | 3 | + | 1 | = | 4 | |
| | Dk/11 | Mustard | 0 | + | 0 | = | 0 | 6 |

| 12. Schiene: | Gk/12 | Clematis | 1 | + | 1 | = | 2 | |
|---|---|---|---|---|---|---|---|---|
| | K/12 | Impatiens | 2 | + | 0 | = | 2 | |
| | Dk/12 | Mustard | 0 | + | 0 | = | 0 | 4 |

Lernen Sie, aus dem Gesicht Ihrer Kunden zu lesen. Wenn Sie wissen, was Ihre Kunden bewegt und in welcher seelischen (und körperlichen) Verfassung sie sich gerade befinden, können Sie besser und einfühlsamer mit ihnen umgehen. Die »Mimikanalyse« kann Ihnen auch bei der Auswahl der passenden Bachblüten helfen.

# Mimik-Analyse

# as Gesicht als Kommunikationsorgan

Wenn man sich darin übt, Gesichter zu diagnostizieren, wird man nach und nach die Stärken und Schwächen erkennen, die sich in der wechselnden Verfassung eines Menschen manifestieren. Dass dies auch für den Betrachter nicht ohne eigene Wirkung sein kann, zeigen Versuche aus der Kinesiologie. So wies z.B. Dr. John Diamond an Testpersonen nach, dass diese sogar auf graphische Darstellungen der Mimik mit unterschiedlichen Reaktionen ihrer Abwehrkräfte reagierten. Diese Aussagen wurden in einer anderen Untersuchung dahingehend bestätigt, dass bei Versuchspersonen bei Vorlage von lachenden bzw. traurigen Gesichtsgraphiken unterschiedliche Antikörpermengen im Organismus nachgewiesen werden konnten.

Betrachten Sie einmal die beiden Abbildungen. Während die obere Abbildung Ihre Lebensenergie nicht schwächt, ist dies bei der unteren Abbildung der Fall. Worin liegt der Unterschied?

Bei der unteren Abbildung ist das Weiß der Augen seitlich und von unten zu sehen. Nach dem Verständnis der traditionellen Medizin Japans gelten diese Augen als Zeichen für wenig Lebensenergie. Sie »saugen« deshalb an der Lebensenergie des Betrachters; er fühlt sich geschwächt. Diese Augenkennzeichen kann man bei vielen berühmten Menschen finden, z.B. bei John F. Kennedy, Abraham Lincoln, Marilyn Monroe usw.

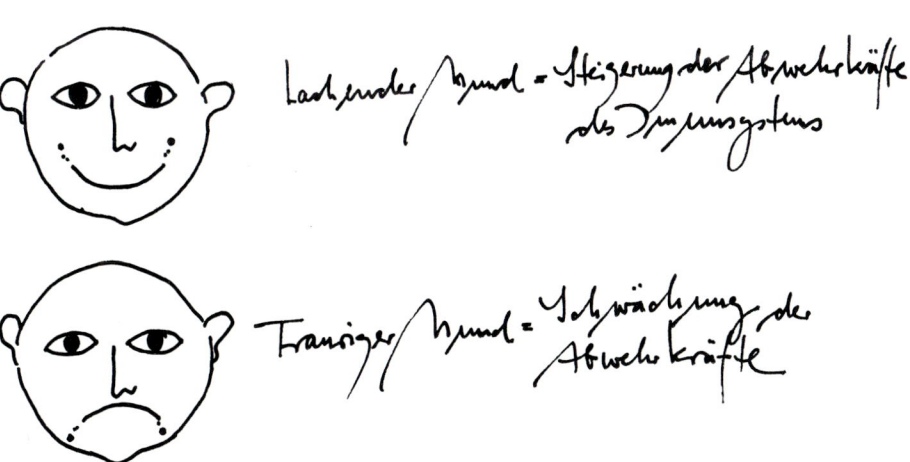

**Mimischer Ausdruck und dessen Wirkung auf das Immunsystem**

103

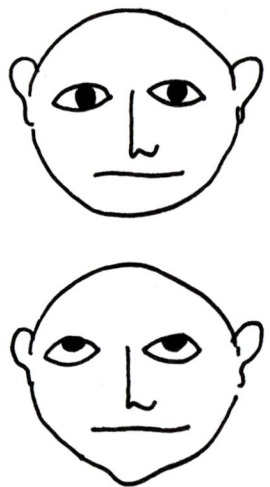

Bedenken Sie jedoch, wie subtil diese Anhaltspunkte sind. Die nebenstehende obere Abbildung enthält scheinbar die gleiche Augenstellung wie die untere Abbildung. Sie werden jedoch nicht schwach, wenn Sie es betrachten. Der Grund: Bei einer gewissen Augenstellung ist es normal, dass man das Weiß des Augapfels unterhalb der Pupillen sieht, nämlich beim Nachobenschauen. Die Falten auf der Stirn in der Abbildung unten zeigen an, dass die Person dies tut.

*In der Mimik drückt sich unser Seelenleben aus. Wenn Sie darin geübt sind, im Mienenspiel Ihrer Kunden zu lesen, werden Sie viel über Ihr gegenüber erfahren.*
*Mimikanalyse kann auch dabei helfen, die passenden Bachblüten für einen Menschen zu finden.*

Einfluss der Mimik auf die Lebensenergie

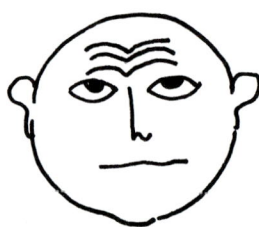

Differenzierung im mimischen Ausdruck
(keine Schwächung der Lebensenergie)

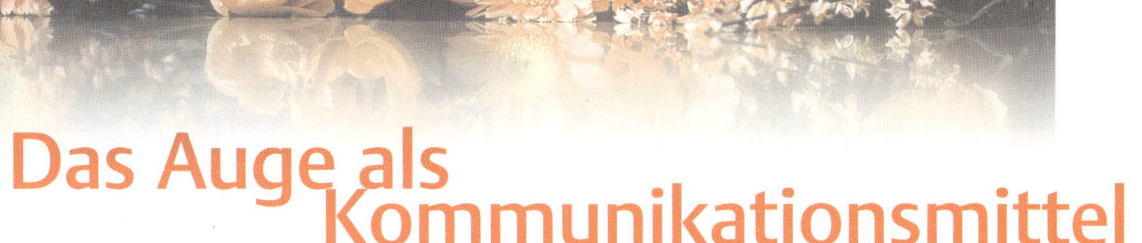

# Das Auge als Kommunikationsmittel

Das edelste aller Sinnesorgane ist wohl das Auge. Es erschließt dem menschlichen Geist die Welt. Selbst wenn das Gehör versagt, ist das Auge immer imstande, von den Lippen anderer abzulesen. Aus einer subjektiven Betrachtungsweise heraus, erscheint das Auge als »Spiegel der Seele«, und es wird dem Augapfel eine besondere Ausdrucksfähigkeit zuerkannt. Um den Ausdruck des Auges verstehen zu können, muss die objektive Betrachtungsweise von Größe der Pupille, Farbe der Iris, Spiegelglanz der Hornhaut etc. jedoch miteinbezogen werden, um die vielfältigen Erscheinungen wie wache, müde, kluge, lebendige, kalte oder verschlagene Augen, erklären zu können.

Beobachtet man die Augen, so erkennt man drei maßgebliche Stellungen:

- Stellung der Pupille in der Lidspalte,
- verschiedene Grade der Anpassung der inneren Partie des Augenringmuskels,
- Anpassungsgrad des Augendeckelhebers.

## Das Auge als Spiegel von Krankheit und Gesundheit

### Das gesunde Auge

Ein gesunder Mensch strahlt aus seinen Augen, die Hornhaut und Bindehaut glänzen, der Augapfel liegt entspannt in der Augenhöhle.

Betrachtet man das Antlitz eines Menschen genauer, so ist erkennbar, dass das vollgeöffnete Auge einen Krafteinsatz erfordert, wobei bei längerer Dauer Ermüdung eintritt. Deshalb finden wir dieses »Augenaufreißen« oft nur für kurze Zeit, eben so lange, wie der nach schneller Orientierung verlangende Schreck oder die Freude anhält.

Für jene seelische Haltung aber, die man als Aufgeschlossenheit und Weltoffenheit bezeichnet, genügt ein Grad der Lidöffnung, der sich ohne Mühe längere Zeit durchhalten lässt. Dieses schauende Auge machen wir dann, wenn wir beispielsweise die Reize einer Landschaft auf uns wirken lassen wollen oder in einem Zustand geistiger Produktivität sind.

Fühlt man sich **abgespannt** und ist dadurch die Anteilnahme an der Umwelt auf ein Mindestmaß gesunken, ist es möglich, die Spannung des Augendeckelhebers zu verringern, wenn die Augen mit Rücksicht auf die Umgebung nicht ganz geschlossen werden können. Die Folge ist ein schlaff herunterhängendes Lid, das das Auge teilweise bedeckt.

Derartig verhängte oder verschleierte Augen verraten der Umwelt eventuell Desinteresse, Erschöpfung oder Langeweile und kennzeichnen Formen der Gleichgültigkeit, Trägheit, Resignation und Depression.

Das mimische Bild des **ruhigen Blickes** wiederum wird dadurch hervorgerufen, dass die Bewegungen der Sehachse von einem Objekt zum anderen in gemäßigtem Tempo verlaufen.

Das Tempo dieser Bewegung kann nun einerseits unter ein gewisses Normalmaß herabsinken, dann erhält der Blick den Charakter des Trägen, Schleppenden, auf der anderen Seite ein gewisses Normalmaß übersteigen, wodurch der Eindruck eines besonders lebhaften Blickes hervorgerufen wird. Dem mimischen Bild des trägen Blickes entspricht psychisch eine starke Herabsetzung der Ansprechbarkeit des Individuums auf die optischen Reize der Umwelt.

Beim **lebhaften Blick** liegt eine besondere Steigerung der aufmerksamen Wahrnehmung vor, die sich entweder rein wahrnehmend, etwa in der Form eines neugierigen Interessiertseins auswirkt, oder sich auch reaktiv in einer gewissen Betriebsamkeit zeigt, die sich vor allem bei Menschen findet, die in ihrem Temperament auf die Seite des Manischen neigen.

Normalerweise korrespondiert ein lebhafter Blick mit einer mehr oder weniger lebhaften Kopfbewegung. Ist dieses Parallelverhältnis gestört, indem ein lebhafter Blick in einem unbeweglich gehaltenen Kopf hin und her wandert, so haben wir den Eindruck einer besonders lebhaften, verheimlichten Beobachtung.

Auch der schräge Blick will oft sehen, ohne bemerkt zu werden. Der Blick **von oben herab** kann durch unterschiedliche Größe oder Sitzhaltung entstehen, aber auch aus dem Wunsch, den anderen von sich fernzuhalten. Zusätzlich kann er Ausdruck von Überheblichkeit, Stolz, Verachtung sein.

Um den Abstand zum Gesprächspartner zu vergrößern, strecken sich gelegentlich die Menschen und drehen dann auch noch leicht den Kopf zur Seite.

Umgekehrt können geringe Körpergröße oder unterschiedlich hohe Sitzflächen einen **Blick von unten** erzeugen. Indem ein Mensch zu einem anderen aufschaut, erlebt er infolge einer wertsymbolischen Bedeutung der räumlichen Lage nach den Unterschieden des oben und unten seine Persönlichkeit als geringer im Vergleich zu demjenigen, dem er seine Haltung der Unterordnung, Demut oder Unterwürfigkeit entgegenbringt.

Falls der Blick von unten mit Spannungen zwischen den Augenbrauen und am Mund kombiniert ist, deutet dies eher auf eine feindselig finstere Haltung hin.

*Es ist bei der Mimikanalyse ein Grundsatz, dass der Gesamteindruck zu der richtigen Auswahl der Bachblüten führt und die Einzelzeichen tendenziell bestimmte Persönlichkeitsmuster aufzeigen.*

## Das kranke Auge

Wenn der Mensch krank ist, wird sein Blick trübe und matt. Bei Fieberkrankheit sieht man z.B. sofort am Blick, dass etwas nicht stimmt. Das Auge gibt also unerträglich den Zustand von Gesundheit und Krankheit wieder.

Sind Entzündungen, Geschwüre, Sehfehler im Auge erkennbar, so kann man sich daran erinnern, dass immer auch der Gesamtzustand des Körpers maßgebend ist. Man findet deshalb bei Blutarmen und bei schwächlichen Menschen häufiger eine Augenschwäche. Auch bei Nasenkatarrh und Halskatarrh kann die Entzündung leicht auf das Auge übergehen. Selbst beim Kopfweh kennt man die Erfahrung der schmerzenden Augen. Ist der Augenhintergrund erkrankt, so lässt sich auf allgemeine Leiden wie Gicht, Rheuma, Zuckerkrankheiten, Nierenentzündung etc. schließen. Hat eine Untersuchung des Augenarztes diese Diagnose bestätigt, so ist damit erwiesen, dass nicht das Auge die Ursache war, sondern die eben erwähnten Allgemeinkrankheiten. Wer also die körperliche und seelische Gesundheit pflegt, betreibt letztlich damit schon Augenhygiene.

# Krankheitsbilder des Auges

| Augenauffälligkeit | Zugehörige Zustände | Mögliche körperliche und seelische Ursachen | Persönlichkeit und Körperausdruck | Empfohlene Bachblüten |
|---|---|---|---|---|
| Rötung der Augen, Schleierbildung | Gallensteine Gelbfärbung der Lederhaut | Milchprodukte, kalte Getränke, gebackene Speisen und Butter forderndes-manipulatives Verhalten | Allgemeine Verhärtung des Körpers und steife Bewegungen | Chicory, Oak |
| Augenflimmern | Hyperaktivität, langsamer Stoffwechsel | Mineralmangel, zwanghaft-impulsive Leistungsorientiertheit | Kein Sexualtrieb und keine Entschlossenheit im Leben, Angst | Cherry Plum, Walnut |
| Sehstörung | Ungeduldig, »Workaholic«, Mangel an beständiger Energie | Fett- und ölhaltige Speisen, Eier, Fleisch, Fehlen von Mitgefühl | Herrische Persönlichkeit, möchte ihren Willen durchsetzen, eckige Körperbewegungen | Beech, Clematis, Sweet Chestnut |
| Dunkle Augenringe und Schwellungen unter den Augen, Tränensäcke | Geschwollene Niere, Steine, Ödem, ermüdete, überlastete Nieren | Zuviel Flüssigkeit, Salz, schleimerzeugende Speisen, Mehlprodukte, Perfektionismus | Kreuzgegend bewegt sich beim Gehen nicht, versucht, stets lustig zu sein, überspannte Art, stets In Eile | Vervain, White Chestnut |

# Die Nase als Kommunikationsorgan

Die Nase besitzt zu Seelischem insofern eine gewisse Beziehung, als sie durch eine unschöne Form (Knollennase, Hakennase, unförmige Größe etc.) vor allem beim weiblichen Geschlecht Anlass für **Minderwertigkeitsgefühle** sein kann. Eine gelungene kosmetische Operation hat in diesen extremen Fällen eine große psychische Wirkung. Man sollte jedoch bedenken, dass, wie schon zu Beginn dieses Buches aufgezeigt wurde, ein Schönheitsideal sich der jeweils gängigen Mode unterwirft und die Schönheitsindustrie von den Unsicherheiten dieser Klientel lebt (s. S. 5).

## Die Nase als Spiegel von Gesundheit und Krankheit

### Die gesunde Nase

Uns sollen nun vor allem die Beziehungen zwischen der Nase und den anderen Organen des Körpers interessieren. Schon in der allgemeinen Volksmeinung werden solche Beziehungen behauptet, so vor allem zwischen Nasengröße, -form, und -farbe einerseits und genitalen Körperstellen, sowie sexueller Potenz andererseits. Dabei kann sich letzteres nicht nur auf die sexuelle Potenz als solche, sondern allgemein auf den vitalen Grundzustand des Betreffenden beziehen. Je größer, je **markanter** die Nase, umso kräftiger die körperliche Konstitution, das Verlangen nach Ausdruck und die **Durchsetzungsfähigkeit** einer Persönlichkeit. So deutet beispielsweise eine »Himmelfahrtsnase« auf eine leichte sinnliche Erregbarkeit hin.

Um solche und ähnliche Aussagen auf wissenschaftliche Beine zu stellen, wies u. a. der Gynäkologe Wilhelm Thies 1901 nach, dass bestimmte Stellen der Nasenschleimhaut bei jeder Menstruation folgende Veränderungen aufweisen: Sie schwellen an, sie bluten leicht und sind etwas bläulich verfärbt, was man auch äußerlich als verstärkt gerötete Nase erkennen kann. Viele volkstümliche Äußerungen über Zusammenhänge von körperlichen und seelischen Phänomenen erfuhren eine wissenschaftliche Bestätigung.

**Ausdrucksmerkmale der gesunden Nase**

Eines der Merkmale ist die **Blähung** der Nasenflügel. Dies ist Ausdruck nicht nur bei Wahrnehmung von Düften, sondern auch bei erregenden Erlebnissen, wie beispielsweise des Zorns oder der Begierde.

Anschaulicher finden wir die geblähten Nasenflügel im Tierreich. So zeigt ein wiehernder Hengst mit blähenden Nüstern ein Bild zitternder Erregung, Hinweis auf ein leicht entzündliches Temperament.

Ein weiteres Merkmal ist das **Naserümpfen**. Die Nasenlöcher werden muskulär verengt, die Nase wird hochgezogen. Diese mimische Erscheinung erweckt den Eindruck einer gewissen **Unlust**, etwa die eines leichten Widerwillens, des Unbehagens oder der Verlegenheit. Umgangssprachlich würde man dies mit »Nicht-riechen-können« ausdrücken.

# Die kranke Nase

Die pathologische Veränderung der Nase geht mit bestimmten Krankheitszuständen einher, die (wie schon beim Auge) auf jeweilige körperliche und/oder seelische Ursachen zurückzuführen sind.

## Krankheitsbilder der Nase

| Nasenauffälligkeit | Zugehörige Zustände | Mögliche körperliche und seelische Ursachen | Persönlichkeit und Körperausdruck | Empfohlene Bachblüten |
|---|---|---|---|---|
| Rote Nase und rotes Gesicht | Hoher Blutdruck, chronische Zuckerkrankheit | Tierische Nahrung, Verdrängung von Gefühlen | Brustbetonte Haltung | Vine, Agrimony, Beech, Cherry Plum |
| Gekrümmte Vertiefung unter der Nase | Gebärmutterabknickung oder -vorfall, Fasergeschwulst | Übermäßige Aufnahme von raffinierten Nahrungsmitteln, Neigung zur Hysterie | Gebärangst, Widerwille gegen Männer, gestörte Beziehungen | Aspen, Chestnut Bud |
| Nasolabialfalte, von den Nasenflügeln zum Mund verlaufend, tiefe Furche | Chronische Magen- oder Zwölffingerdarmbeschwerden | Chronisches Überessen, Verdrängungs- und Verleugnungsmuster | Eigensinnigkeit | Crab Apple, Mustard, Star of Bethlehem |
| Geplatzte Äderchen im Bereich der Nasenflügel, auch Krankheitbild der Rosazea und Kupfernase | Geringe Ausdehnungskraft der Lunge und des Zwerchfells | Zucker, Alkohol, Kaffee, innere Rückzugstendenzen | Persönlichkeitsschwäche, Angst, beherrscht zu werden | Centaury, Olive, Wild Oat |

# Der Mund als Kommunikationsorgan

Wenn man über den Mund reflektiert, ist ein Blick auf die menschliche Ontogenese (Einzelentwicklung) erforderlich.

Beim Kleinkind hat der Geschmackssinn die Führung unter den Sinnesorganen. Es steckt alles Erreichbare zunächst einmal in den Mund und entwickelt eine daraus resultierende Geschmacksdiagnose. Gerät nun ein Erwachsener in eine verworrene Situation, dann ist wahrscheinlich, dass er sich aufgrund seiner Prägung an seine Kindheit erinnert und darauf, dass sein Geschmackssinn ihm damals zu wichtigen Erkenntnissen verholfen hat. Er öffnet den Mund als Reflex, um stellvertretend die neuen Aspekte aufzunehmen, durchzukauen, um das Essentielle zu erkennen und verarbeiten zu können.

## Der Mund als Spiegel von Gesundheit und Krankheit

### Der gesunde Mund

Am Mund erkennen wir wesentliche Inhalte des **Gefühlslebens** eines Menschen. Es zeigen sich hier die verschiedensten Gefühlsimpulse, die unser Leben begleiten und auch bestimmen. Wir erkennen an ihm:

- Die Art der Impulse zur Erfüllung der vitalen Lebenskraft Essen und Trinken.
- Die Art der Umsetzung der aufgenommenen Nahrung.
- Die Art der Impulse zur Erfüllung sinnlicher Kräfte.
- Die Art der seelischen Empfindungen und Gefühle.
- Die Art der Gefühlsimpulse, die unser Denken begleiten.
- Die Art der Gefühlsimpulse, die unsere Sprache begleiten.

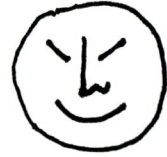 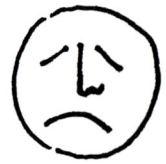 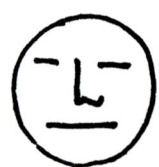 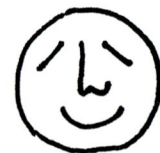 

| a) heiter | b) traurig | c) verschlossen energisch | d) verblüfft, staunend | e) bösartig, höhnisch |

Der Ausdruck des Mundes

Wenn wir von einem sinnlichen, fertigen, energischen, bitteren Mund sprechen, so meinen wir den durch sichtbare Spuren geprägten Mund. Den **stärksten Eindruck** ruft deshalb die **Mundform** hervor. Hierbei handelt es sich um fünf Kombinationen: heiter, traurig, verschlossen-energisch, verblüfft-staunend, bösartig-höhnisch.

### Der heitere Ausdruck

Die mit dem Lächeln gekoppelte heitere Stimmung und ihre Folgeerscheinung, eine allgemeine, sich in Freundlichkeit und Wohlwollen offenbarende **Weltbejahung** ist so deutlich ausgedrückt, dass sie bereits vom Säugling verstanden wird. Anthropologen meinen, Lächeln sei der menschlich Ausdruck für das Zähnezeigen. Beim ängstlichen Lächeln ziehen wir den Mund nur breit, beim freundlichen jedoch die Mundwinkel auch leicht nach oben. Je aufgelockerter (spannungsärmer) das Lächeln sich zeigt, desto mehr ist es Ausdruck einer echt empfundenen Freude, ohne jede Beimengung. Ganz im Gegensatz zum schiefen Lächeln. Es entsteht dadurch, dass nur ein Mundwinkel nach oben gezogen wird. Dies spiegelt einen inneren Zwiespalt der jeweiligen Persönlichkeit wider. Sie fühlt den Drang zur Abwertung, wird aber durch Nützlichkeitserwägungen veranlasst, die wahre Meinung hinter künstlicher Freundlichkeit zu verbergen. In extremer Ausprägung kann das Lächeln bis zur gequälten Grimasse entgleisen. Ebenfalls kann ein gestelltes vom offenen Lachen unterschieden werden. So bleiben bei ersterem die Mundwinkel gerade und die Augen werden aufgerissen.

### Der traurige Ausdruck

Wenn man bewusst die Mundwinkel nach unten zieht, bewegt sich zusätzlich der Kinnmuskel. Dies geschieht nicht, wenn **Trauer** und **Sorge** echt sind. Eine depressive Person verrät sich meist schon durch ihre nach unten gezogenen Mundwinkel und das gequälte Lächeln, mit dem sie ihren Zustand zu verbergen sucht. Da

der zivilisierte Mensch gewohnt ist, sein Mienenspiel zu überwachen und im ästhetischen Sinn zu regulieren, verhindert er eine Senkung der Mundwinkel.

Werden die Mundwinkel jedoch über die mimischen Muskeln gespannt heruntergezogen, so drücken sie eine Haltung von Geringschätzung, Abscheu, Hohn, Neid, Missgunst etc. aus.

### Der verschlossene, energische Ausdruck

Wenn man den Mund energisch verschließt, werden die Lippen hart aufeinander gepresst. In Verbindung mit einer biologischen Funktion findet sich diese mimische Ausdrucksform bereits beim Säugling, der mit Hilfe eines krampfhaften Mundverschlusses Widerstand leistet, wenn er gegen seinen Willen gefüttert werden soll.

Infolge seines **sozialfeindlichen, egozentrischen** Wesens spielt der energisch geschlossene Mund eine bevorzugte Rolle im Mienenspiel der Empfindlichen und Kontaktscheuen, der Einzelgänger und Sonderlinge, der Trotzigen und Verstockten.

### Der verblüffte, staunende Ausdruck

Die Mundwinkel sind im Sinne der Belustigung leicht nach außen gezogen, zudem wird dabei häufig der Mund geöffnet.

Es verbindet sich ungemein leicht der seelische Zustand der **Verblüffung** mit dem der **Belustigung**, da eben neuartige ungewöhnliche Erlebnisse sehr leicht beide gegensätzliche Gefühle erregen. Der Gesamtzustand, der sich daraus entwickelt, ist der des Staunens. Wenn der Mensch staunt, genießt er einerseits das Ungewöhnliche seines Erlebens, andererseits beunruhigt ihn die logische Frage nach dem Zustandekommen des Ungewöhnlichen. Taucht das Neue, Unbekannte zu plötzlich auf, dann erschrickt der Mensch, was sich in seiner Mimik niederschlägt.

**Der bösartige, höhnische Ausdruck**

Die Lippen bilden einen nach oben gewölbten Bogen. Der Gesamteindruck gibt eine **belustigte Schadenfreude** wieder, die psychologisch als Hohn gedeutet werden kann. Höhnisch will man damit zu erkennen geben, dass man die Ursache, die dem anderen so Unangenehmes bringt, selbst recht lustig findet. Der Zweck ist nicht der, die Freude, die schon in der Schadenfreude gegeben ist, noch verstärkt hervortreten zu lassen, sondern das Leid oder den Ärger des Gegenübers noch dadurch zu betonen, dass man sich über ihn belustigt. Der Hohn ist also ein Gesichtsausdruck, der mit dem Geltungsstreben des Menschen zusammenhängt und der vor allem die **Demütigung** des anderen im Auge hat.

## Der kranke Mund

Pathologische Veränderungen im Bereich des Mundes deuten auf folgende Krankheitsbilder hin:

## Krankheitsbilder des Mundes

| Mundauffälligkeit | Zugehörige Zustände | Mögliche körperliche und seelische Ursachen | Persönlichkeit und Körperausdruck | Empfohlene Bachblüten |
|---|---|---|---|---|
| Schwellung der Unterlippe | Neigung zu unregelmäßigem dünnen und weichem Stuhl | Unkontrollierbare Tobsuchtsanfälle, schnelles Essen, schlechtes Kauen, Neigung zum Essen von großen Portionen | Begehren, das Erleben und alle Lebensäußerungen sind mehr grobsinnlich, springt von einem Vorhaben zum anderen | Holly, Impatiens, Vervain |
| Geschwollene Oberlippe | Dehnung des Magens, falls gerötet, Entzündung | Übermäßige Aufnahme von Zucker und Gewürzen, mangelnde Genußfähigkeit | Schlechte körperliche Haltung, Wirbelsäulenschaden, Eigensinnigkeit | Larch, Willow, Gentian |
| Lippenbläschen auf leicht erhabenen Grund | Fieberhafte Erkrankung, Magen-Darm-Beschwerden | Aufputschmittel, keinen festen Stand in der Realität | Störungen des Selbstgefühls, Kontaktschwierigkeiten | Cerato, Pine, Willow |
| Zusammenziehung und Schatten im Bereich des Mundes | Vermehrtes Wasserlassen, gesteigerte Erregbarkeit der Blasenfunktion | Zu salzige und trockene Speisen, übertriebener Ehrgeiz | Körper ist straff und hart, Störungen in der Hingabe | Vervain, Agrimony, Heather |

# Möglichkeiten der Gesichtsdiagnostik

## Gesichtsdiagnostik in der Traditionellen Chinesischen Medizin

In der Traditionellen Chinesischen Medizin (TCM) legt man großen Wert auf die Diagnose der Topographie des Gesichtes, da diese differenzierte Aufschlüsse über die Befindlichkeit des Menschen liefert. So korrespondieren folgende Bereiche des Gesichtes mit Energiebereichen bzw. Energieleitbahnen des Körpers:

- Die Oberstirn mit dem Gesicht im ganzen,
- die Mittelstirn mit Rachen und die Luftröhre,
- der Raum zwischen den Brauen mit dem Lungenmeridian,
- die Nasenwurzel mit dem Herzmeridian,
- die Nasenmitte mit dem Lebermeridian,
- die Nasenspitze mit dem Milzmeridian,
- der Nasenflügel mit dem Magenmeridian,
- die Wangen mit Dick- und Dünndarmmeridian,
- das Unterlid und die Tränensäcke mit dem Gallenblasenmeridian,
- der Oberlippenbereich mit dem Blasenmeridian,
- der Unterkiefer mit dem Nierenmeridian.

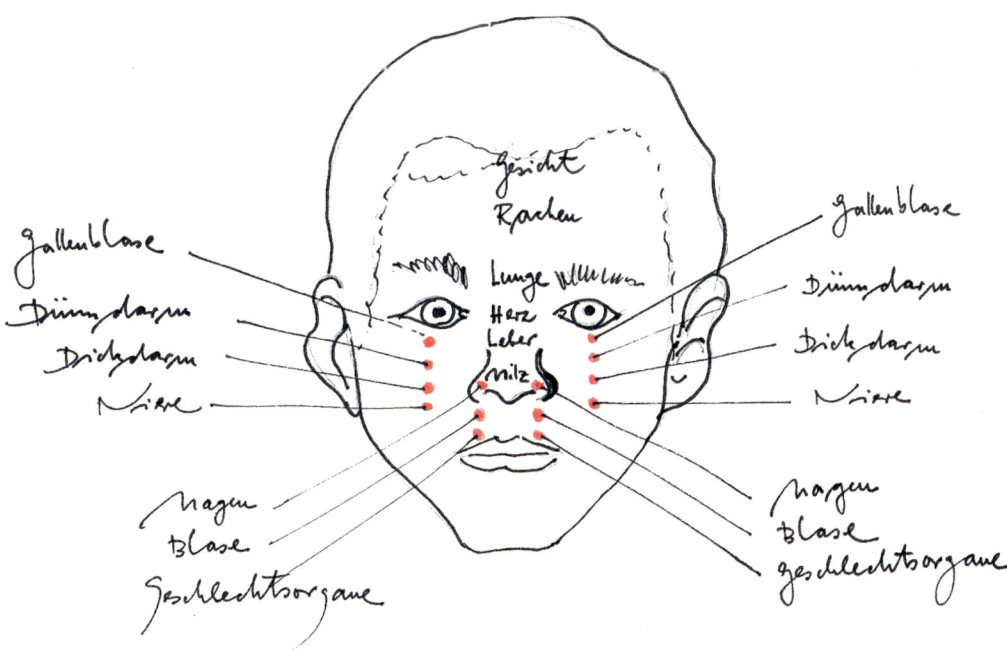

Verlauf der Energiebahnen (Meridiane)

Auffälligkeiten wie Aknepusteln, Ekzeme, Altersflecken, Gefäßveränderungen usw. an ganz bestimmten Stellen des Gesichtes deuten auf eine Schwächung bestimmter Meridiane hin. Wenn der Energiefluss in den Meridianen gestört ist, können Störungen innerer Organe die Folge sein.

**Beispiel**: Eine leuchtend rote Nasenspitze wie bei Rosazea gibt einen Hinweis auf Magen- und Bauchspeicheldrüsenstörungen; d.h. im Magenmeridian herrscht Hitze vor, was über eine Akupunktur und unterstützend über eine geeignete Ernährungsumstellung geheilt werden kann. Auch können Bachblüten wie Gentian zum Einsatz kommen.

Im dargestellten Fall erkennt die Kosmetikerin aufgrund ihres Wissens die Krankheitsursache und weiß, dass sie zur Unterstützung einen Arzt oder Heilpraktiker hinzuziehen muss.

# Gesichtsdiagnostik über Bachblüten-Hautzonen

In ihrem Buch über die Diagnose und Behandlung der Bachblüten-Hautzonen schreiben Dietmar Krämer und Helmut Wild, dass sich das in Frage kommende Heilmittel direkt auf dem Körper ablesen lässt. So ordnen sie Auffälligkeiten bestimmter Hautzonen speziellen Bachblüten zu. Dem liegt das Verständnis von Dr. Edward Bach zugrunde, dass Krankheitszustände die Aura (eine Art Energiefeld um den menschlichen Körper) beeinträchtigen.

Diese Hautzonendiagnostik wird im Gesicht und auch auf dem gesamten Körper angewandt und ist ausführlich in der entsprechenden Literatur beschrieben.

Meine eigene Erfahrung in der Praxis zeigt, dass diese Form der Diagnostik eine zuverlässige Möglichkeit ist, die richtigen Bachblüten zu finden, wenn über den Fragebogen keine eindeutigen Hinweise zu eruieren sind.

Wenn Sie also ganz sicher gehen wollen, empfehle ich Ihnen, zumindest am Anfang, Fragebogen und Hautzonendiagnostik zusammen einzusetzen.

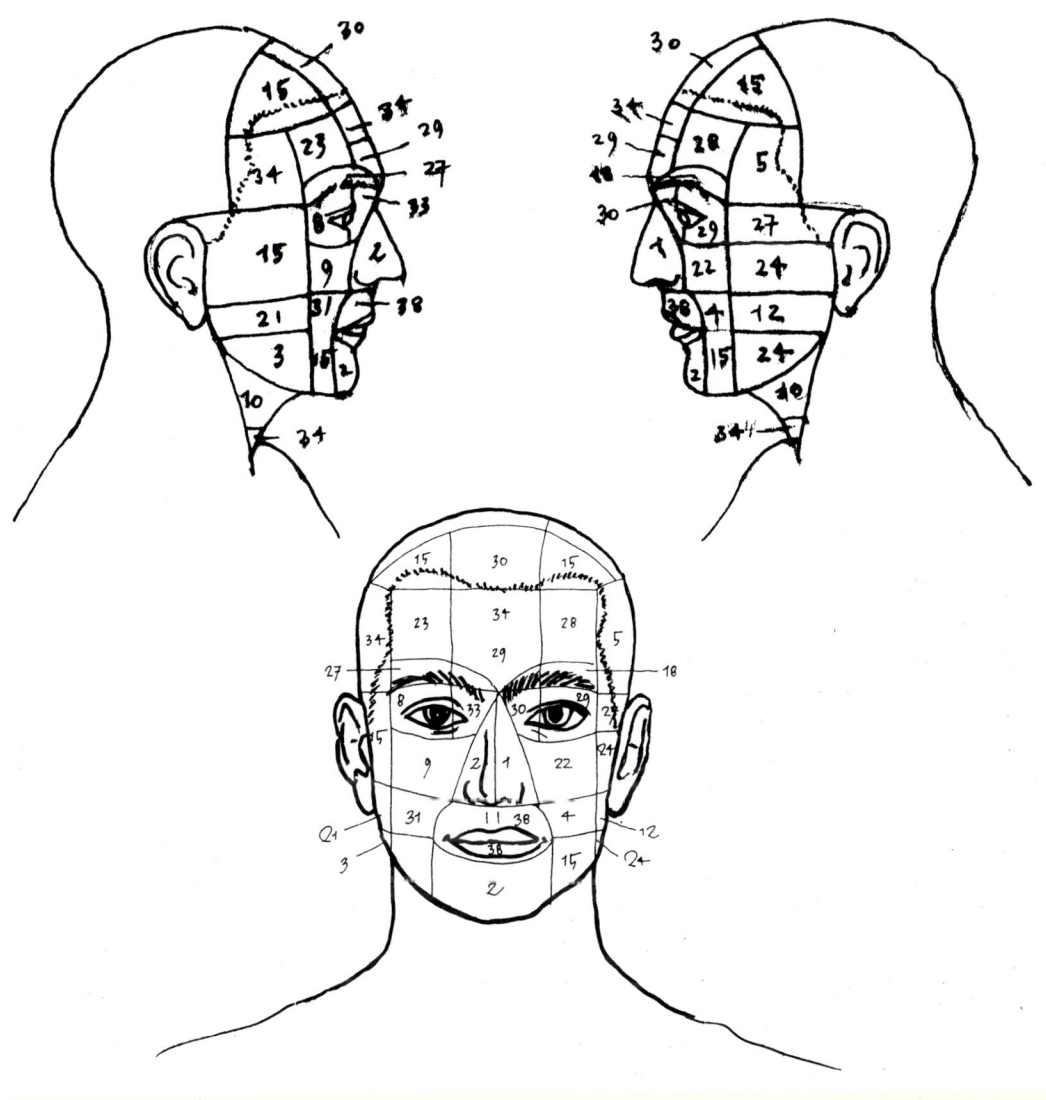

| | | | | | |
|---|---|---|---|---|---|
| 1 | Agrimony | 11 | Elm | 21 | Mustard |
| 2 | Aspen | 12 | Gentian | 22 | Oak |
| 3 | Beech | 13 | Gorse | 23 | Olive |
| 4 | Centaury | 14 | Heather | 24 | Pine |
| 5 | Cerato | 15 | Holly | 25 | Red Chestnut |
| 6 | Cherry Plum | 16 | Honeysuckle | 26 | Rock Rose |
| 7 | Chestnut Bud | 17 | Hornbeam | 27 | Rock Water |
| 8 | Chicory | 18 | Impatiens | 28 | Scleranthus |
| 9 | Clematis | 19 | Larch | 29 | Star of Bethlehem |
| 10 | Crab Apple | 20 | Mimulus | 30 | Sweet Chestnut |

| | |
|---|---|
| 31 | Vervain |
| 32 | Vine |
| 33 | Walnut |
| 34 | Water Violet |
| 35 | White Chestnut |
| 36 | Wild Oat |
| 37 | Wild Rose |
| 38 | Willow |

Lage der Bachblüten-Hautzonen im Gesicht (nach Dietmar Krämer und Helmut Wild)

# Entspannungsübungen

## Tiefenentspannung durch aktive progressive Muskelentspannung

Sie haben in Ihrem Institut sicherlich festgestellt, dass es für Ihre Arbeit förderlich ist, wenn sich Ihre Kunden in einem entspannten Zustand befinden. In der Lernpsychologie hat man erkannt, dass, wenn man die elektrische Energie im Gehirn misst, dieses bei niedriger Frequenz (den sogenannten Alpha-Wellen) mehr Informationen empfängt und speichert. Je erregter wir jedoch sind, umso größer sind die Denk- und Lernblockaden. Auch hat man festgestellt, dass das Unterbewusstsein im entspannten Zustand eher bereit ist, Botschaften aufzunehmen. Diese Erkenntnis wollen wir auch für die Bachblüten-Therapie nützen. Darüber hinaus stellen die nachfolgenden Übungen auch eine sehr effektive Möglichkeit dar, nervöse oder angespannte Klienten in einen angenehmen Ruhezustand zu führen. Wenn Sie jedoch die Entspannungsübungen für sich selbst anwenden wollen, so sprechen Sie den Text mit ruhiger Stimme auf ein Tonband und hören Sie sich anschließend selbst bei der Entspannung zu.

### Vorbereitung

Dunkeln Sie den Raum leicht ab und stellen Sie Störquellen (Telefon etc.) ab.

Ihr Kunde sollte die Schuhe ausziehen und enge Kleidung lockern. Für Entspannungsübungen ist die Rückenlage angebracht, notfalls reicht auch

Sitzen mit geradem Rücken. Sie sitzen am Kopfende des Kunden und sprechen langsam und mit ruhiger Stimme:

Die mit . . . dargestellten Zwischenräume stellen Gesprächspausen von ca. 3 Sekunden dar.

### Entspannungsübung

- »Fühlen Sie einmal in Ihren Körper hinein und überprüfen Sie bitte, in welchem Teil Ihres Körpers sich eine Spannung bemerkbar macht . . . Gehen Sie nun mit Ihrer Aufmerksamkeit zu Ihren Füßen . . . stellen Sie sich vor Ihrem inneren Auge Ihre Füße genau vor . . . Spüren Sie die Spannung in Ihren Füßen . . . Strecken Sie diese nun und halten Sie die Spannung zehn oder zwölf Sekunden lang. Rollen Sie dabei auch Ihre Zehen fest ein. Sie rollen die Zehen ganz fest nach unten und halten die Spannung und lassen Ihre Zehen fest eingerollt, so fest Sie nur können . . . Und während Sie diese Spannung halten, können Sie sich ins Gedächtnis rufen, dass Sie mit Ihren Füßen sehr viel gehen . . . meine Füße unterstützen mich . . . und nun lassen Sie los . . . ganz los . . . und Ihre Füße entspannen sich.

- Sie atmen tief durch . . . und werden dabei noch entspannter . . . und stellen kurz darauf fest, dass Sie sich schon wohler fühlen . . . entspannter . . . je länger die Erfahrung dauert.

- Sie strecken jetzt Ihre Füße noch einmal ganz durch ... halten die Spannung dort ... sind sich der Spannung ganz bewusst ... spreizen Ihre Zehen nach außen und strecken die Ferse aus ... und erleben bewusst diesen Teil Ihres Körpers, der Sie unterstützt ... halten ihn ... halten die Spannung ...

- Jetzt entspannen Sie ... entspannen Sie Ihre Füße und Sie fühlen sich wohl ... ruhig ... ganz ruhig ... und während Sie ausatmen ... atmen Sie auch alle Spannung aus ...

- Nun konzentrieren Sie sich bitte auf Ihre Unterschenkel. Sie fühlen die Spannung in Ihren Waden. Sie spannen Ihre Wadenmuskeln an und halten die Spannung ... Sie sind sich der Spannung voll bewusst ... und während Sie diese Muskeln anspannen, nehmen Sie einen tiefen Atemzug und halten den Atem an ...

- Nun können Sie ausatmen und die Spannung in Ihren Waden loslassen ... ganz ausatmen ... ganz entspannen ... Spannen Sie nun die Waden noch einmal an, indem Sie Ihre Füße und Zehen nach oben strecken und die Spannung halten ... sie halten ... während Sie noch einmal tief und ganz bewusst einatmen ... spüren Sie auch noch das letzte bisschen Spannung in Ihren Waden ...

- Dann atmen Sie aus und Ihre Waden entspannen sich ... entspannen sich ganz tief ... und während Sie das tun, verändern Sie vielleicht auch Ihre Haltung, so dass Sie sich noch bequemer fühlen ...

- Nun richten Sie Ihre Aufmerksamkeit auf Ihre Oberschenkel ... Sie strecken Ihren Oberschenkel aus und fühlen die Muskeln ... fühlen die Spannung ... und nehmen bewusst das ganze Gewicht wahr, das dieser bestimmte Teil Ihres Körpers trägt ... und während Sie nun einen tiefen Atemzug nehmen ... und halten ... wird Ihnen die Span-

nung bewusst, die in Ihrem Oberschenkel steckt ...

- Dann können Sie loslassen, während Sie gleichzeitig ausatmen ... können Sie die Spannung Ihrer Oberschenkel loslassen ... und auch den Stress ausatmen ... lang und tief ...

- Und während Sie nun den unteren Teil Ihres Körpers entspannen, breitet sich ein Wohlgefühl in Ihrem ganzen Körper aus ...

- Nun beginnen Sie, Ihre Hüfte und den unteren Teil Ihres Rückens zu entspannen. Sie ziehen Ihren Bauch ein und halten die Spannung ... Dieser Bereich ist häufig sehr verspannt. Sie halten die Spannung dort besonders lange ... spüren die Spannung ... nehmen sie bewusst wahr, während Sie den Bauch einziehen ... und dann nehmen Sie einen tiefen Atemzug ... und atmen nun vollkommen aus ...

- Vielleicht, wenn sie wollen, nehmen Sie noch ein paar tiefe regelmäßige Atemzüge für diesen Teil Ihres Körpers ...

- Dann noch einmal den Bauch einziehen ... auch den unteren Rücken einziehen ... und zur gleichen Zeit hinausstrecken ... einfach versuchen, diese Spannung bewusster zu spüren ... sie halten ... spüren ... sie bewusst wahrnehmen ...

- Jetzt können Sie sich entspannen ... während Sie wieder einen tiefen Atemzug nehmen ... und loslassen ... und spüren, wie Sie sich wohler fühlen ... immer ruhiger.

- Sie wissen, dass dies eine wunderbare Methode ist, um sich wohler zu fühlen, um für sich selbst zu sorgen. Sie wissen, dass sie schon Tausenden von Menschen geholfen hat, sich zu entspannen. Es ist eine effektive Technik, die Ihnen jetzt und auch das nächste Mal, wenn Sie sie anwenden, hilft und Ihnen noch Tage danach gut tut.

- Nun aber richten Sie Ihre Aufmerksamkeit auf die Mittelpartie Ihres Rückens und der Brust . . . Versuchen Sie, die Spannung auf die Mitte Ihres Rückens zu konzentrieren . . . versuchen Sie, gegen den Widerstand hinter Ihrem Rücken zu drücken . . . drücken Sie fest mit dem Rücken dagegen . . . fühlen Sie kurz die Spannung . . . sind Sie sich bewusst, dass sie da ist.

- Vielleicht wissen Sie, dass Sie sich in letzter Zeit zu viel aufgeladen hatten . . . und jetzt nehmen Sie einen tiefen, befreienden Atemzug . . . atmen die Spannung aus . . . ganz aus . . und fühlen sich noch entspannter . . . noch gelöster . . .

- Nun gehen Sie mit Ihrer inneren Aufmerksamkeit zu Ihren Händen. Sie ballen die Fäuste . . . halten die Spannung darin . . . Sie haben die Spannung fest im Griff . . . nehmen einen tiefen Atemzug . . . halten die Luft an . . . ballen die Fäuste noch fester . . . drücken, so fest Sie können . . .

- Nun öffnen Sie langsam Ihre Fäuste . . . strecken die Finger, während Sie langsam ausatmen . . . spüren das leichte Prickeln in Ihren Fingern . . . vielleicht fühlen sie sich kühler an . . . oder wärmer . . . je nachdem . . . Stellen Sie sich vor, dass die ganze Spannung Ihres Körpers in Ihre Hände strömt . . . Sie wissen, dass diese Technik noch Wochen und Monate und selbst noch Jahre wertvolle Dienste leisten wird . . .

- Spannen Sie nun erneut die Fäuste . . . die ganze Spannung ist in Ihren Fäusten, während Sie tief einatmen . . . und Ihnen wird diese Spannung noch bewusster . . . jetzt . . . da Sie sie halten . . . auf sie konzentrieren . . .

- Jetzt können Sie ausatmen und die Finger strecken . . . Ihre Handflächen entspannen . . . Finger ausstrecken . . . spüren, wie die Entspannung wie eine Welle von Wärme durch Ihren Körper fließt . . .

- Als nächstes können Sie die Anspannung spüren, wenn Sie Ihre Arme geradeaus nach vorne drücken. Sie strecken Ihre Arme angespannt gerade aus, halten die Spannung, atmen ein und halten den Atem. Sie können die Spannung in Ihrem Beugemuskel spüren . . . in Ihrem Streckmuskel . . . Ihren Unterarmen . . . Sie halten die Spannung dort. Sie können das kleinste bisschen Spannung wahrnehmen . . . gut so .. die Spannung wahrnehmen . . .

- Nun entspannen Sie Ihre Arme beim Ausatmen . . . die Spannung lösen . . . sie loslassen . . . und während Sie loslassen . . . fühlen sie sich wohler . . . und Ruhe breitet sich in Ihnen aus . . .

- Und noch einmal strecken Sie ihre Arme nach vorne . . . halten die Spannung . . . sind sich dieses Unbehagens bewusst . . . bewusst wie Sie anspannen . . . zählen innerlich bis zehn oder vielleicht zwölf . . . halten die Spannung einfach dort . . .

- Jetzt können Sie sich entspannen . . . die Spannung und den Stress ausatmen, während Sie die Unterarmmuskeln loslassen . . . die ganze Spannung loslassen . . .

- Als nächstes konzentrieren Sie sich bitte gleichzeitig auf Ihren oberen Rücken, die Schultern und den Nacken. Sie ziehen Ihre Schultern hoch und spannen den Nacken, Rücken und Schultern möglichst fest an. Sie pressen die Muskeln zusammen . . . nehmen wieder einen tiefen Atemzug . . . halten den Atem an . . . halten die Spannung . . . ziehen sie zusammen . . . Sie wissen, dass Sie sie loswerden können . . .

- Während Sie nun ausatmen . . . entspannen Sie alle Muskeln . . . die Spannung löst sich . . . der Druck, der sich gebildet hat, lässt nach . . . Sie lassen die Schultern ganz nach unten sinken, während Sie vollkommen ausatmen . . . sich vollkommen entspannen . . .

- Dann ziehen Sie noch einmal die Schultern hoch . . . nehmen erneut einen tiefen Atemzug . . . fühlen, wie sich Ihr Nacken und der obere Rücken noch einmal anspannen . . . können die Spannung halten . . . Sie wissen, dass Ihr Nacken oft schmerzt, und Sie können die Schmerzen loswerden . . . Sie können sich vorstellen, was Ihnen vielleicht Sorgen macht . . . Sie vielleicht ärgert . . . genau . . .

- Nun können Sie loslassen . . . ausatmen . . . die Spannung loslassen . . . den Druck loslassen . . . die Schmerzen loslassen . . . die Sorgen . . . und die Probleme . . . Sie fühlen sich nun noch entspannter . . . noch gelassener . . . und unter Umständen auch irgendwie freier . . . Sie können ein kribbelndes Gefühl in verschiedenen Bereichen Ihres Körpers spüren. Vielleicht in den Zehen . . . vielleicht in den Fingern . . . Sie merken, wie vollkommen entspannt Sie sich fühlen . . .

- Als nächstes konzentrieren Sie sich auf Ihre Gesichtsmuskeln. Das ist ein Bereich der mit Logik und Ratio und der damit verbundenen Anspannung zu tun hat. Zuerst einmal konzentrieren Sie sich bitte auf Ihren Mund . . . spüren dort die Spannung . . . machen sich die Spannung bewusst . . . pressen die Lippen zusammen . . . pressen Ihre Kiefer zusammen . . . beißen Sie fest zusammen . . . halten die Spannung, während Sie langsam durch die Zähne einatmen . . . den Atem und die Spannung halten . . .

- Dann atmen Sie aus . . . lassen alle Spannung mit dem Ausatmen los . . . lassen allen Druck los . . . Ihr Mund, der sonst lächelt und spricht und sich verzieht und lacht . . . kann sich ganz entspannt anfühlen . . .

- Dann pressen Sie noch einmal Ihre Lippen zusammen . . . nehmen einen tiefen Atemzug . . . pressen Ihren Kiefer zusammen . . . konzentrieren sich auf die Muskeln . . . Dann können Sie ausatmen und loslassen.

- Jetzt pressen Sie bitte ganz fest Ihre Augen zusammen. Sie wissen, dass Ihre Augen Muskeln haben, und Sie fühlen die Spannung genau wie in anderen Teilen Ihres Körpers. Ihre Augen können jetzt angespannt sein und sie können sich jetzt entspannen, genau wie alle anderen Teile Ihres Körpers . . . Sie schließen ganz fest Ihre Augen . . . spüren die Spannung bewusst . . . nehmen das Gefühl von Anspannung in Ihren Augen bewusst wahr . . . und nehmen einen tiefen Atemzug . . . halten ihn . . . halten die Spannung . . .

- Dann lassen Sie die Spannung beim Ausatmen los . . . Sie spüren, wie sich die Entspannung über Ihr ganzes Gesicht ausbreitet . . . wie die Sommersonne . . . die Ihren ganzen Körper wärmt . . . spüren die Wärme auf der Haut . . . auf Ihrem Körper . . . so angenehm . . . so wohltuend . . . so entspannend . . . so leicht . . .

- Als nächstes ziehen Sie die Augenbrauen hoch . . . ziehen sie und fühlen die Spannung in der Stirn. Dies ist der Teil Ihres Körpers, der manchmal viel zu viel denken muss . . . Ihr Stirnmuskel . . . die Spannung bewusst wahrnehmen . . . einen tiefen Atemzug nehmen . . . ihn halten . . . und auch die Spannung halten . . .

- Und nun lassen Sie die Luft aus Ihrer Lunge hinausströmen . . . die Spannung loslassen . . . den Druck loslassen . . . und spüren, wie die Entspannung Sie ganz durchströmt . . . Sie wissen natürlich, dass es unmöglich ist, Spannung und Entspannung zur gleichen Zeit zu spüren . . . Sie wissen, je entspannter Sie sich fühlen . . . desto weniger angespannt werden Sie sein . . . Wenn Sie sich Ihrer Spannung bewusst werden und daran arbeiten . . . sie anerkennen . . . sie dann loslassen . . . entspannen Sie sich noch viel, viel mehr . . .

- Sie wissen, dass im Kontakt mit dieser Tiefenentspannung Veränderungen entwickeln . . . während Ihr Körper immer entspannter wird . . . Ihr Geist ist vielleicht noch aktiv . . . doch Sie können körperliche Veränderungen wahrnehmen . . .

- Ihr Herz schlägt ruhig und regelmäßig . . . Ihr Blutdruck hat sich reguliert . . . Körper und Geist sind jetzt entspannter als zu Beginn dieser Übung . . . Sie nehmen vielleicht wahr, dass Ihre Finger sich gefühllos anfühlen . . . vielleicht fühlen sie sich sogar leichter oder schwerer an als vorher . . .

- Genießen Sie diesen Zustand . . . genießen Sie dieses Gefühl des Losgelöstseins . . . der tiefen Ruhe und Entspannung . . . Nichts stört . . . nichts lenkt ab . . . Sie sind ganz bei sich . . . ganz entspannt . . . voller Frieden und Ruhe . . . wie wunderbar . . .«

## Rückholung

- »Nun ist es wieder an der Zeit, sich dem Alltag zuzuwenden . . . Sie werden jetzt zu einem aufmerksamen Wachzustand zurückkehren und dazu werde ich von eins bis fünf zählen. Jede Zahl bringt Sie dem erholten, aufmerksamen Wachzustand einen Schritt näher . . .

- Eins . . . zwei . . . drei . . . vier . . . fünf . . . frisch und munter, leicht und unbelastet . . . mit offenen Augen!«

# Tiefenentspannung durch passive progressive Entspannung

## Vorbereitung

Wie bei der aktiven progressiven Muskelentspannung (s. S. 116).

## Entspannung

- »Gehen Sie bitte in Gedanken durch Ihren Körper und fragen Sie sich: Bin ich in meinem Körper an irgendeiner Stelle verkrampft? . . . Ist meine Stirn glatt? . . . Sind meine Schläfen ganz locker, so als hätte ich sie mir mit einem Sonnenöl eingecremt? . . . Meine Zahnreihen berühren sich nicht . . . Könnte ich zwischen meinen oberen und unteren Schneidezähnen einen Strohhalm stecken? . . . Liegt meine Zunge ganz flach und entspannt im Mund? . . . Ist mein Rücken schön entspannt wie nach einer angenehmen Massage? . . . Presse ich mein Gesäß nicht zusammen? . . .

- Ich stelle mir vor, ich habe mit beiden Händen schwere Koffer getragen. Dabei sind meine Hände müde, schlaff und schwer geworden . . . Ich will sie jetzt eine Zeit lang nicht bewegen . . .

- Meine Hände sind so entspannt, wie sie entspannt waren, als ich nicht einmal mehr einen Bleistift halten konnte . . . ich warte so lange, bis meine Hände so träge geworden sind, dass es für mich ein Opfer wäre, sie jetzt zu bewegen, zum Beispiel eine Unterschrift zu leisten oder jetzt einen Telefonhörer zu halten . . . Und während ich dies wahrnehme, stelle ich mir vor: Ich bin den ganzen Tag auf den Beinen gewesen, zum Beispiel in einem Museum oder ich habe eine lange, anstrengende Wanderung hinter mir . . . Ich will meine Füße nicht bewegen . . . Ich spüre das Eigengewicht meiner Waden . . . das Eigengewicht meiner Oberschenkel . . . Ich müsste mich jetzt sehr anstrengen, wollte ich meine Beine heben . . . ich will es jetzt nicht, weil ich so träge bin und so entspannt daliege (oder dasitze) . . .

- Ich atme ganz natürlich weiter . . . Beim Ausatmen habe ich das Gefühl, als würde mit jedem Ausatmen mein Brustkorb immer tiefer einsinken . . . Ich spüre, wie mich das immer ruhiger und immer träger macht . . . immer ruhiger . . . immer träger . . .

- Ich lasse die Augen geschlossen und blicke lediglich auf die Rückseite des oberen Randes meiner Augenlider . . . ganz leicht . . . ohne mich anzustrengen . . . einfach so . . .

- Und nun zähle ich rückwärts von 20 bis 0 und bewege dabei meine Lippen nicht, sondern denke mir mit jedem Ausatmen die nächstniedrige Zahl. Zwanzig . . . neunzehn . . . achtzehn . . . siebzehn . . . (**hierbei genau auf den Atemrhythmus des Kunden achten!**)

- Bin ich bei null angelangt, befinde ich mich schon in einen tiefen Entspannungszustand . . . . Ich erlaube nun meinen Gedanken, in meinen rechten Fuß zu gehen . . . Ich erlaube meinem rechten Fuß, einfach loszulassen . . .

- Ich erlaube nun meinen Gedanken, in meinen rechten Unterschenkel zu gehen . . . Ich erlaube meinem rechten Unterschenkel, einfach loszulassen . . .

- Ich erlaube meinen Gedanken, in meinen rechten Oberschenkel zu gehen . . . Ich erlaube meinem Oberschenkel, einfach loszulassen . . .

- Ich erlaube meinen Gedanken, in meinen Unterleib zu gehen . . . Ich erlaube meinem Unterleib, einfach loszulassen . . .

- Ich erlaube meinen Gedanken, in meinen Bauch und Magen zu gehen . . . Ich erlaube meinem Bauch und auch dem Magen, einfach loszulassen . . .

- Ich erlaube meinen Gedanken in meine Brust zu gehen . . . Ich erlaube meiner Brust und allen inneren Organen, einfach loszulassen . . .

- Ich erlaube meinen Gedanken, in meinen Rücken zu gehen . . . Ich erlaube meinem Rücken, einfach loszulassen . . .

- Ich erlaube meinen Gedanken, in meinen Nacken zu gehen . . . Ich erlaube meinem Nacken, einfach loszulassen . . .

- Ich erlaube meinen Gedanken, in meinen Kopf zu gehen . . . Ich erlaube meinem Kopf und der ganzen Masse meines Gehirnes einfach loszulassen . . .

- Ich bin nun von den Füßen bis zu meinem Kopf entspannt . . . wunderbar entspannt . . . vielleicht fühle ich mich ganz leicht . . . oder vielleicht ganz schwer an . . . was ich aber auf jeden Fall spüre, ist diese wunderbare, angenehme Entspannung . . . und ich weiß, dass diese Entspannung anhält, heute, morgen, viele Tage . . . und ich weiß auch, dass ich, wenn ich diese Übung wiederhole, mich wieder genauso entspannen werde . . .«

## Rückholung

- »Nun ist es wieder an der Zeit, sich dem Alltag zuzuwenden . . . Sie werden jetzt zu einem aufmerksamen Wachzustand zurückkehren und dazu werde ich von eins bis fünf zählen. Jede Zahl bringt Sie dem erholten, aufmerksamen Wachzustand einen Schritt näher . . .

- Eins . . . zwei . . . drei . . . vier . . . fünf . . . frisch und munter, leicht und unbelastet . . . mit offenen Augen!«

# Entspannung auf unbewusster Ebene (Einüben des Alpha-Zustandes)

Hier nun noch eine Übung, die Sie speziell für sich selbst und Ihr Wohlbefinden erarbeiten können. Sie ist sehr einfach zu erlernen und verlangt lediglich kontinuierliche Anwendung.

Noch einmal zu Ihrer Information:

Das Gehirn produziert eine elektrische Energie; sie wird in Hertz gemessen (EEG)

- Bis zu 4 Hertz:
  Delta-Wellen = Tiefschlafzone
- Bis zu 7 Hertz:
  Theta-Wellen = Schlafzone.
- Bis zu 11 Hertz:
  Alpha-Wellen = Entspannungszone
  (inneres Bewusstsein).
- Über 11 Hertz:
  Beta-Wellen = Wachzustand
  (äußeres Bewusstsein)

## Vorbereitung

Schalten Sie äußere Störungen (Telefon!) aus, lockern Sie enge Kleidung und ziehen Sie die Schuhe aus. Sie können in Rückenlage üben oder mit geradem Rücken sitzen. Üben Sie mit geschlossenen Augen, mit folgender Augenstellung:

- Augen im Winkel von ca. 20 Grad nach oben (im Liegen).
- Augen im Winkel von ca. 45 Grad nach oben (im Sitzen).

## Entspannung

Langsam (ungefähr im Abstand von 2 Sekunden) von **einhundert bis eins zurückzählen**.

Konzentrieren Sie Ihr Bewusstsein voll darauf, und Sie werden gleich beim ersten Mal den Alpha-Zustand erreichen.

Drücken Sie während des Zählens Daumen, Zeigefinger und Mittelfinger fest zusammen, um einen sogenannten Anker aufzubauen. Wenn Sie diese Übung oft genug durchgeführt haben, werden Sie schon einen Entspannungszustand erreichen können, indem Sie nur noch diesen »Anker« abrufen.

## Rückführung

Sie müssen sich, um in Ihr konzentriertes Wachbewusstsein zu kommen nun **unbedingt zurückholen**! Dazu sagen Sie sich innerlich: »Gleich werde ich langsam bis fünf zählen; dann öffne ich die Augen, werde hellwach und fühle mich besser als zuvor.

Eins – zwei – drei – ich bereite mich auf die Öffnung der Augen vor – vier – und fünf – Augen offen – ich bin hellwach und fühle mich besser als zuvor.

## Dauer

- 10 Tage lang von 100 bis 1, dann
- 10 Tage lang von 50 bis 1, dann
- 10 Tage lang von 25 bis 1, dann
- 10 Tage lang von 5 bis 1 zählen.

## Übungszeitpunkt

Wenn Sie morgens nach dem Aufwachen auf der Toilette waren, legen Sie sich noch einmal ins Bett und absolvieren die Übung.

# Das Leben von Dr. Edward Bach

\* 24. 9.1886
† 27.11.1936

1913–1919    Leiter der Unfallstadion der Universitätsklinik London. Später arbeitete er als Chirurg, Pathologe, Bakteriologe und Leiter des Forschungslabors des Homöopathischen Krankenhauses in London.
Gleichzeitig führte er noch eine Allgemeinpraxis, die sehr gut besucht wurde.

1919 – 1922    Das homöopathische Potenzierungsverfahren bezog er in seine Forschungen mit ein und entwickelte daraus ein neues System zur Behandlung chronischer Krankheiten, die nach ihm benannten sieben Bach-Nosoden.

1922 – 1928    Diese Methode führte zu zahlreichen Heilerfolgen von bis dahin aussichtslos behandelten Krankheitsfällen. Erfolge auch in Amerika.

1928    Eine neue Ära der Bachblüten-Therapie begann. Bachs Bestreben war es jetzt, nur noch mit pflanzlichen und ungiftigen Heilmitteln zu arbeiten.

1930    Entdeckung von Impatiens, Auflösung seiner Praxis, um sich ganz der Erforschung weiterer Heilpflanzen widmen zu können.

1931 – 1935    Entdeckung der restlichen 35 Bachblüten.

1935    Zulauf von vielen Patienten aufgrund großer Heilerfolge. Beginnt mit einer sorgfältigen Ausbildung von Mitarbeitern. Sein hohes Engagement und große seelische sowie körperliche Anstrengung führen zu Kräfteverzehr.

1936    Verstarb er im Schlaf.

Bachs Leben war von Einfachheit und Natürlichkeit geprägt. Sein Anliegen war es eine Methode zu finden, die nicht nur körperliche Leiden erleichtert, sondern auch unsere Seele heilt und uns wieder in Beziehung bringt mit der Größe und Schönheit, die in jedem von uns verborgen liegt.

# Bücher

## . . . über Bachblüten

**Bach**, E.: Blumen, die durch die Seele heilen. Hugendubel, München 1984

**Blome**, G.: Das neue Bach-Blüten-Buch. Bauer, Freiburg i. Br. 1993

**Frankenberger**, A.: Die kalifornischen Blüten-essenzen. Droemer, München 1993

**Haindl**, E.: Das Wunder der Bachblüten. Delphi, München 1997

**Krämer**, D.: Neue Therapien mit Bach-Blüten 1. Ansata, Interlaken 1989

**Krämer**, D./**Wild**, H.: Neue Therapien mit Bach-Blüten 2. Ansata, Interlaken 1989

**Krämer**, D.: Neue Therapien mit Bach-Blüten 3. nn, Interlaken 1991

**Scheffer**, M.: Bach-Blütentherapie. Hugendubel, München 1985

**Scheffer**, M.: Erfahrungen mit der Bach-Blüten-therapie. Hugendubel, München 1985

**Scheffer**, M.: Original Bach-Blütentherapie. Jungjohann, Neckarsulm 1995

## . . . über psychologische Themen

**Bandler**, R.: Veränderung des subjektiven Erlebens. Junfermann, Paderborn 1987

**Berne**, E.: Transaktionsanalyse der Intuition. Junfermann, Paderborn 1994

**Conzen**, P.: Erik H. Erikson. Kohlhammer, Stuttgart 1996

**Diamond**, J.: Der Körper lügt nicht. Verlag für angewandte Kinesiologie, Freiburg i. Br. 1983

Ermann, M.: Psychotherapeutische und psycho-somatische Medizin. Kohlhammer, Stuttgart 1997

**Freud**, S.: Das Ich und das Es. Fischer, Frankfurt a. M. 1976

**Grinder**, J., **Bandler**, R.: Therapie in Trance. Klett-Cotta, Stuttgart 1992

**Harris**, T.A.: Ich bin o.k. – Du bist o.k. Rowolth, Reinbek bei Hamburg 1975

**Kaptschuk**, T.J.: Das große Buch der chinesi-schen Medizin. Barth, Leipzig 1988

**Kirchhoff**, R.: Ausdruckspsychologie. 5. Band, Verlag für Psychologie, Göttingen 1965

**Leonhard**, K.: Der menschliche Ausdruck. Barth, Leipzig 1968

**Lersch**, Ph.: Gesicht und Seele. Reinhardt, München 1932

**Lowen**, A.: Der Verrat am Körper. Rowohlt, Reinbek bei Hamburg 1985

**Maguire**, A.: Hauterkrankungen als Botschaft der Seele. Walter, Olten 1991

**Piderit**, Th.: Mimik und Physiognomik. Meyer, Braunschweig 1858

**Porkert**, M.: Lehrbuch der chinesischen Diagnostik. Urban u. Schwarzenberg, München 1985

**Rogers**, C.R.: Die klientenbezogene Gesprächstherapie. Kindler, München 1972

**Sabetti**, S.: Rhythmen des Wandels. Hugendubel, München 1992

**Schmidbauer**, W.: Die subjektive Krankheit. Kritik der Psychosomatik, Rowohlt, Reinbek bei Hamburg 1986

**Wiesenhütter**, E.: Einführung in die Neurosenlehre. Hippokrates, Stuttgart 1969

# Wichtige Adressen

Von den angegebenen Stellen erhalten Sie Informationen zu allen Fragen der Bachblüten-Therapie.

Dr. Edward Bach Center
German. Office
Eppendorfer Landstraße 32
20249 Hamburg
Tel. (040) 46 10 41

Dr. Edward Bach Center
Swiss Office
Mainaustraße 15
CH-8034 Zürich 8
Tel. (01) 2 82 33 11

Dr. Edward Bach Center
Austrian Office
Seidengasse 32
A-1070 Wien
Tel. (02 22) 5 26 56 1

Thalamus Schulen
Thalamus München
Birgit S. Graf
Pettenkoferstraße 22 g
80336 München
Tel. (089) 53 75 05

# Stichworte

Kurzinfo

127

Kurzinfo